AF309401

DU

PANSEMENT DES PLAIES

PAR L'ALCOOL.

A PARENT, Imprimeur de la Faculté de Médecine, rue Monsieur le Prince, 31.

DU
PANSEMENT
DES PLAIES
PAR L'ALCOOL

PAR

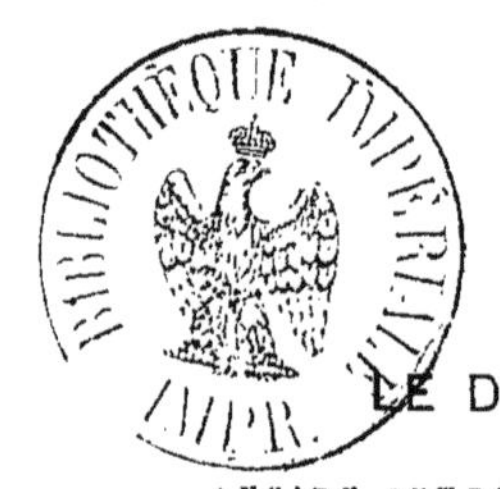

LE Dr J. DE GAULEJAC

ANCIEN INTERNE DES HÔPITAUX DE PARIS.

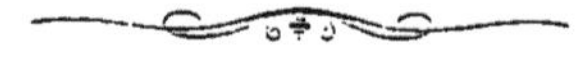

PARIS

ADRIEN DELAHAYE, LIBRAIRE-ÉDITEUR

PLACE DE L'ÉCOLE DE MÉDECINE

—

1864

DU PANSEMENT DES PLAIES

PAR L'ALCOOL

> Bonus balsami custos, bonus chirurgus esse. Definiemus itaque chirurgum custodem naturæ (balsami radicalis) ab actionibus externorum elementorum.
>
> (PARACELSE, *Chirurgiæ magnæ*, tract. I, c. II.)

Le pansement des plaies a préoccupé les chirurgiens de tout temps. Si l'on vient à jeter un coup d'œil rapide sur les différents moyens employés dans ce but, on verra qu'ils varient beaucoup suivant les hommes et suivant les époques. Toutefois, il sera facile de s'apercevoir que, depuis le commencement de ce siècle, on a proscrit de cette partie de la thérapeutique toute une classe de médicaments qui jouaient un grand rôle dans l'ancienne chirurgie ; je veux parler des alcooliques, des résineux et des astringents. Les émollients, l'eau froide, et quelques corps gras ont seuls trouvé grâce devant cette réforme radicale. Ceci tient, ce nous semble, à ce qu'on s'est toujours appliqué, sous l'empire des idées physiologiques, à prévenir ou à combattre l'élément inflammatoire, sans guère songer à éviter les autres complications. Pour les anciens, mettre à l'abri de toute altération les liquides sécrétés à la surface des plaies, telle fut la pensée dominante, depuis Hippocrate jusqu'à Jean-Louis Petit. Aussi faisaient-ils un grand usage de substances conservatrices et astringentes pour préparer leurs topiques.

Ce travail a pour but de montrer les résultats obtenus par l'emploi de l'alcool sur les plaies. C'est une tentative que nous faisons pour réhabiliter et renouveler l'ancienne pratique sous une forme plus simple, plus commode et tout aussi efficace. D'ailleurs, nous sommes loin d'être les premiers à essayer cette réforme. Déjà, depuis 1848, un chirurgien distingué, M. Lestocquoy, professeur à l'École d'Arras, a inauguré dans son service ce mode de pansement. Nous devons à son obligeance une observation importante et des remarques générales sur les résultats qu'il a obtenus. M. Lecœur, de Caen, a également relaté certains faits dont nous avons profité. Ils sont rapportés dans une brochure pleine d'intérêt, que M. le D' Batailhé a publiée en 1852. Celui-ci étudie la question de l'emploi des alcooliques en chirurgie au triple point de vue expérimental, théorique et historique. Ce que lui ont démontré ses expériences vient à l'appui des observations favorables qu'il nous a été donné de faire durant une année d'internat à l'hôpital des Cliniques. C'est, d'ailleurs, après avoir lu ce mémoire que nous avons commencé l'emploi de l'alcool dans le pansement des plaies. Si, comme nous espérons le démontrer, on les met ainsi à l'abri des accidents, tout en favorisant leur marche rapide et naturelle vers la guérison, nous aurons, je crois, fait une chose utile pour l'intérêt des malades et la satisfaction des chirurgiens. Tel est notre plus grand désir.

Notre maître, M. Nélaton, en nous autorisant à tenter ces essais cliniques, a bien voulu nous aider de son expérience et de ses prudents conseils pour marcher dans cette voie nouvelle. Si notre travail a quelque côté pratique, c'est à lui que nous devons en rapporter tout l'honneur.

Quant à la marche que nous allons suivre, la voici: Dans un premier chapitre, nous montrerons la pratique des anciens. Il sera facile de juger en quoi elle diffère de celle des modernes. Cette étude sera l'historique de la question. Puis, dans les chapitres suivants, nous verrons l'action de l'alcool, liquide essentiellement conservateur, sur les plaies récentes, simples ou compliquées à des périodes différentes et par extension, nous l'étudierons sur toutes les surfaces suppurantes, sur les ulcères, etc. — Enfin en dernier lieu nous examinerons comment l'alcool s'oppose aux accidents des plaies, à savoir l'inflammation, l'érysipèle, la pourriture d'hôpital et l'infection purulente.

CHAPITRE PREMIER

PRATIQUE DES ANCIENS CHIRURGIENS DANS LE PANSEMENT DES PLAIES.

Pour montrer la pratique des anciens chirurgiens dans le pansement des plaies, naus n'irons point passer en revue toutes les opinions mises au jour sur la matière depuis qu'on écrit en médecine. Un pareil travail nécessiterait plusieurs années de recherches et de critique. Il nous semble pouvoir arriver au même but plus rapidement et d'une manière non moins sûre en prenant quelques-unes des grandes figures de notre art aux différentes époques et d'étudier quelle fut leur manière de faire dans le cas actuel. En effet, une époque scientifique se résume toujours en un nomme, qui a donné l'élan des travaux, ou qui a résumé dans son œuvre les opinions de son temps. Exposer la doctrine de ces hommes, c'est faire connaître celle des époques où ils ont vécu. Or, nous verrons que tous les auteurs dont nous avons fait choix pour servir de jalons dans cette étude historique, se sont surtout préoccupés de l'indication que nous avons énoncée plus haut: *Mundum servare vulnus* (Paracelse).

§ Ier. Hippocrate.

Au livre *des Plaies*; Hippocrate pose en principe qu'il faut les conserver en bon état en les maintenant

sèches ; pour cela il emploie le meilleur topique alcoolique qu'il eût à sa disposition, c'est-à-dire le vin.
« Il ne faut pas humecter les plaies, si ce n'est avec
le vin, à moins qu'elles ne soient à une articulation.
L'état sec est plus près de l'état sain et l'humide plus
près de l'état de maladie (1). On évitera ainsi les accidents inflammatoires, comme il l'indique un peu
plus loin : « Toutes les plaies récentes s'enflammeront
le moins, elles et les parties voisines, si on y fait marcher la suppuration aussi rapidement que possible,
et si le pus n'est pas retenu par l'ouverture de la plaie,
ou bien si, empêchant qu'il ne se forme de la suppuration, excepté la petite quantité qui est nécessaire,
on entretient la plaie dans le plus grand état de sé-
cheresse, à l'aide d'un médicament qui ne soit pas
irritant (2). »

Et ce médicament est toujours le vin seul ou mêlé
à des substances astringentes, qui augmentent ses
propriétés desséchantes et conservatrices. « Le vin
doux employé avec persévérance suffit pour les plaies
de longue durée..... Le vin astringent, blanc ou noir,
s'emploie froid pour les plaies, froid à cause de la
chaleur (3). »

Toujours d'après la même idée, il exclut les substances grasses et émollientes du traitement des plaies
récentes ou de celui des plaies anciennes qui sont
blafardes et fongueuses. Ces matières sont utiles alors
seulement qu'on veut incarner, c'est-à-dire faire rapidement bourgeonner la plaie.

(1) Hippocrate, traduction Littré, *des Plaies*, p. 401.
(2) Hippocrate, traduction Littré, *des Plaies*, p. 402.
(3) VI, page 12b.

A propos de la mondification des plaies, il dit encore : « Celles qui, n'étant pas mondifiées d'une façon régulière et convenable, anticipent continuellement et se hâtent de bourgeonner, sont surtout sujettes à devenir fongueuses ; mais celles qui, mondifiées d'une façon régulière et convenable, sont menées par le traitement, à moins qu'il n'y ait contusion, vers une dessication de plus en plus grande, ne sont guère sujettes à devenir fongueuses (1).

Le vin, le miel fermenté, les résines et les astringents font la base des formules mondificatives du Père de la médecine.

Galien ne fit que développer ces principes en ajoutant à la thérapeutique si simple d'Hippocrate beaucoup de drogues au moins inutiles. Le moyen âge le suivit servilement, tout en compliquant encore ses formules déjà si compliquées.

§ II. Guy de Chauliac.

Arrivons tout de suite au XIVme siècle, où vécut Guy de Chauliac. Celui-ci résume, avec une érudition bien rare parmi les chirurgiens de l'époque, toutes les doctrines de ses devanciers. On trouve dans son ouvrage un exposé fidèle de la pratique hippocratique telle que l'avaient conservée les écoles latines ou arabes. Il a en outre le mérite d'établir entre les différentes plaies des divisions nettes et précises, suivant leur étendue, leur forme, la partie qu'elles affectent et suivant qu'elles doivent suppurer ou être réunies immédiatement. Pour chaque espèce il indique le

(1) VI, page 407.

traitement à suivre, les accidents à prévenir avec une sagacité qui dénote un observateur avant tout pratique. « La quatrième intention (qui est de contregarder la substance du membre et empêcher la douleur et apostémation et autres accidents) est accomplie en emplastrant et oignant le membre avec aulbin d'œufs et choses froides (comme dit Razès) les premiers jours, puis avec du gros vin astringent » (1).

Si la plaie est superficielle, que ses bords puissent se réunir, on essaie d'obtenir la réunion immédiate durant les trois premiers jours en faisant la suture et pansant avec le blanc d'œuf et la poudre incarnative (2). Mais si après ce temps la réunion n'est point obtenue il a recours au pansement avec le vin. « Après le quatrième jour, si tu ne la trouves consolidée, soit lavée de vin adstringeant chaud, et y ayant trempé des estoupades et exprimées, soient appliquées et bandées et qu'on les remue de jour en jour, car en peu de temps elle sera consolidée. » Il s'autorise de l'opinion de Galien pour conseiller cette méthode. Celui-ci préconise en effet le vin parce qu'il *dessèche* et *consolide*. Guy ajoute « et pour ce disait (maistre Arnauld) que les playes fraiches lavées d'eau ardent (eau-de-vie) reçoivent bientost l'effet de guerison, car elle est fort desséchante » (3).

Aux autres genres de plaies le vin est encore conseillé soit en topique soit en injection suivant leur

(1) Trat. 111, doc. 1, chap. 1, *des Plaies en général.* (Trad. Joubert).

(2) Encens, 2 part., sang-dragon, 1 partie, *Bol d'Arménie,* 3 parties, M.

(3) Arnaud de Villeneuve, dec. 5, chap. 17, aph. 3.

forme et leur profondeur, mais toujours au début, alors que l'inflammation n'est pas encore venue.

Les corps gras sont aussi employés, mais mélangés aux astrigents, aux alcooliques ou aux résineux, toutes substances essentiellement antiseptiques ; l'indication conservatrice est remplie par l'introduction de ces agents dans la composition des topiques si compliqués qui étaient alors en vogue. D'ailleurs, quel que soit le but qu'il ait en vue, que ce soit d'obtenir une réunion immédiate ou de faire développer des bourgeons charnues de bonne nature, il a toujours le soin de laver la plaie avec du vin spiritueux, et de placer au-dessus d'elle une « estoupade » imbibée du même liquide.

Il avait parfaitement saisi et décrit en peu de mots ces deux modes de guérison et la manière de les obtenir. Il y a trois actes nécessaires, dit-il, à la curation des plaies et des ulcères : « Le premier est d'incarner assembler et considérer, ce que pour le présent je répute être une même chose, les bords séparez et disjoints. Et cet acte convient aux playes en tant qu'elles sont playes. Le second est de s'engendrer la chair au lieu qu'elle fait défaut : lequel convient aux playes et ulcères caves. Le tiers est de cicatriser et seller ladite chair, lequel convient aux playes et ulcères, auxquels la seule peau est requise et nécessaire. . . . . .

..... Le médicament incarnatif, aggrégatif ou consolidatif, suivant Avicenne, est celui qui desseiche et espaissit l'humidité demeurant entre les deux superficies prochaines de la playe, de sorte que l'humidité soit convertie à collement et gluement et que des superficies, l'une s'attache à l'autre. » (1)

(1) Guy de Chauliac, trait. VII, doc. 1, chap. VI, p. 668.

Les conditions de la réunion par première intention ne sauraient être mieux posées que dans ces derniers mots, et les moyens employés pour la favoriser comprenaient le vin pur en lavage ou en topique, la térébenthine, etc., et beaucoup d'autres baumes qu'on appliquait sur les lèvres de la plaie une fois réunies. Ces baumes avaient le vin blanc pour excipient; avec les essences et les résineux il en formait la partie vraiment active.

Quand la plaie doit bourgeonner, il fait usage de médicaments «régénératifs de chair, » qui, selon Avicenne, sont ceux qui ont la propriété de «permuer en chair le sang qui survient à la playe. » L'aloës, le mastic, l'aristoloche, la couperose brûlée, le plomb et l'antimoine sont les principaux. Ils sont employés en poudre ou incorporés aux onguents. « La manière d'en ouvrer est que la playe estant lavée de vin chaud, on mette de la poudre ou de la charpie dans la playe et pardessus des estoupades baignées en vin et exprimées et soit bandée de la ligature retenant les médicaments et soit renouvelée deux fois le jour».

Quand le moment est venu de hâter la formation de la cicatrice ou a recours aux astrigents ou aux subtances qui passaient pour telles : l'alun calciné, la noix de Galles etc. Mais dans ce cas comme dans les autres il observe qu'on doit toujours recouvrir la plaie avec l'estoupade imbibée de vin austère.

Guy était assez bon observateur pour avoir vu que les plaies guérissaient seules. Chez les individus à bonne charnure on doit confier à la nature seule le soin de guérir. Mais, dans la plupart des cas, il faut demander aide et secours aux médicaments, soit à cause des complications de la plaie, soit à cause du mauvais état de santé où sont les blessés. « Nonobstant ce que plusieurs disent que la playe (en tend que playe) n'a besoin de telles choses, ce qu'il faut confesser en petites occasions et ez corps de bonne complexion, mais où ils sont Dieu le sait ! » (1)

Quoique ceci soit un peu en dehors du sujet, il me paraît bon de faire remarquer que Guy de Chauliac est loin de prescrire aux blessés un régime aussi sévère que des chirurgiens plus récents et plus physiologistes l'ont fait ; s'il ne veut pas que leur nourriture soit trop abondante, que l'on fasse abus du vin comme Théodore et Henric de Paris, qui recommandaient une diète vineuse et très-chaude dès le commencement (2); il leur prescrit un régime léger mais nourrissant, et du vin avec modération, d'accord en cela avec Razès, Haliabbas, Brun, Guillaume de Salicet et Lanfranc. A-t-on fait autre chose que de revenir à cette pratique en nourissant les opérés ?

Ces quelques citations nous montrent quel était l'esprit du traitement de cette époque. Il peut se résumer en ce principe d'Hippocrate un peu vague, mais parfaitement vrai pour qui sait l'interpréter : « Maintenez la plaie sèche, car le sec est plus près du sain que l'humide. »

(1) Page 227, Guy de Chauliac ; trad. Joubert.
(2) La chirurgie d'Henric d'Hermondaville fut enseignée en Angleterre et avec elle l'usage contre lequel s'élève Guy de Chauliac. (De l'anglais, je ne m'en ebays pas : car il ne dit rien que ce qu'il y a en Henric.)

§ III. Paracelse. Ambroise Paré.

Au XVIe siècle apparaissent deux hommes qui devaient laisser de profondes traces de leur passage, l'un en médecine, l'autre en chirurgie ; j'ai nommé Paracelse et Ambroise Paré. Tous deux passionnés pour la science, rompant avec l'autorité des traditions, cherchèrent dans l'observation des faits les règles de leur art.

Paracelse, esprit de poëte, chercheur infatigable mais trop enthousiaste, embrassant la science médicale tout entière, la médecine, la chirurgie et la thérapeutique, mêla dans chacune de ces parties les erreurs les plus grossières aux vérités les plus fécondes en conséquences pratiques. Nous avons étudié son livre des Plaies. Personne jusqu'à lui n'avait plus clairement décrit leur marche naturelle et les indications que le chirurgien doit remplir pour la seconder. « Scias ergo « naturam corporis, carnis, ossium nervosarumque « partium radicalem ac congenitum balsamum in se « continere : qui vulnera, puncturas, omnemque conti-« nui solutionem curandi facultate præditus sit, quod « sic intelliges : Balsamus naturalis fracta ossa conglu-« tinat : Balsamus naturalis in carne reconditus carno-« sum vulnus sanat : sicque omnis humani corporis « pars curationis efficientem causam, id est, naturalem « medicum in se continet, qui ipsius continuitatem « solutam denuo conjungat. » (1)

L'existence et les propriétés de ce que les modernes ont appelé lymphe plastique ne sauraient être plus clai-

(1) *Chirurgiæ magnæ*, tract. 1, cap. 21.

rement exposées. L'office du chirurgien est de veiller
à la conservation de ce baume. et telle est l'importance de cet office « ut jam recte dicatur, bonus balsami custos, bonus chirurgus esse. »

Deux conditions doivent être remplies pour arriver
à ce but ; veiller au bon état des fonctions de nutri-
tion du malade ; sans cela la lymphe réparatrice n'est
plus sécrétée avec ses propriétés normales, et la plaie
prend mauvais aspect : « Vulnus putrescit ac fœti-
« dum exhalat, quæ duo signa nutrimenti errorem
« certo testantur. » En second lieu, il faut conserver la
plaie en bon état : « Nec vero nutrire solum sed et
« mundum conservare vulnus oportet, quod in putre-
« dine balsami vires deperdantur. »

Mais, après de pareils principes si bien énoncés,
nous trouvons la thérapeutique la plus compliquée
qu'il soit possible, et répondant souvent assez mal
aux indications qu'il venait de poser lui-même. Il
n'en accorde pas moins la préférence au vin et aux
astringents sur tous les autres topiques, comme étant
les meilleurs conservateurs des plaies. « Videmus canes
« linguendo vulnera sua curare, nulla alia ratione
« quam quod ea expurgent ; quos imitati prisci ho-
« mines, vulnera sua precipue frequenti linctu cura-
« runt : verum successu temporum delicatiores facti,
« a linctu abhorruerunt ac urina vulnera lavare cœpe-
« runt, sicque carnosa vulnera facile curavere ; sed
« quia fœtorem vulneribus conciliabat et frequentem
« deligationem requirebat, pigritia ducti et hanc reli-
« querunt ac ad vinum confugerunt, quod si etiam
« contemnendum esset, tamen in magnis vulneribus
« sufficere non poterat, tandem ad aquam salsam

« progressi, eam utiliter tum hominibus tum bestiis
« adhibuerunt » (1). Le traitement hippocratique était
conservé, malgré tous le fatras de formules qu'on y
adjoignait. Sans doute, si Paracelse avait eu une pratique aussi vaste que son érudition, il aurait grande-
ment simplifié la partie de ses ouvrages qui traite
des différents topiques mis en usage.

Ambroise Paré, esprit plus froid et plus positif,
observateur sagace et grand praticien, apporta dans
toutes les parties de la chirurgie des réformes utiles.
Il simplifia le traitement des plaies en bannissant une
foule de médicaments absurdes, et se borna le plus
souvent à des mélanges assez peu compliqués où n'en-
traient que des substances vraiment utiles dont l'action conservatrice répondait à la pratique hippocratique si bien développée par Paracelse.

Dans le traité des plaies de tête, après avoir décrit
un des accidents qui entraînent la mort du malade et
où l'on reconnaît sans peine les signes de l'infection
purulente (2), il enseigne la manière de les panser afin
d'obtenir une guérison sûre et rapide (3), si la plaie
est simple il la réunit par quelques bandelettes, après
l'avoir recouverte d'un baume « cicatrizatif » dont la
térébenthine fait la base. Dans aucun des médicaments
employés « ne doit entrer aucune huile ni chose onc-
tuoire. »

Mais, si la plaie est vaste et à lambeaux plus ou
moins grands, il cite pour indiquer la conduite à te-

(1) *Idem.*
(2) A. Paré, édit. Malg., II, chap. xv, p. 27.
(3) A. Paré, édit. Malg., II, chap. xv, p. 29.

nir une observation intéressante, c'était un soldat pris sous un éboulement de terre. La plaie produite était très-grande, à bords contus, un très-vaste lambeau de cuir chevelu décollé pendait sur le visage. Elle fut lavée d'abord avec du vin pour enlever les corps étrangers, puis avec un mélange de térebenthine et d'eau-de-vie. Le lambeau fut alors remis en place et maintenu par quelques points de suture ; ou eut soin de laisser des ouvertures dans les parties déclives. Le malade, pansé tous les jours avec le mélange alcoolique et le vin, guérit sans accidents (1).

Au même chapitre est racontée l'histoire d'une jeune fille dont la tête avait été prise et déchirée par les griffes d'un lion de l'hôtel Saint-Paul. Les plaies traitées par l'application de corp gras étaient enflammées et avaient pris un mauvais aspect. A. Paré, consulté, les considéra comme des plaies envenimées. Des scarrifications furent faites, on appliqua quelques sangues, enfin on les lotionna fréquemment avec une dissolution d'ouguent égyptiac, de thériaque et de mithridate, dans l'eau-de-vie « et puis vous asseurer, ajoute-t-il, que dès la première fois que nous eusmes faits tels remèdes, la douleur et inflammation avecque, autres mauvais accidents commencèrent à diminuer, et depuis fut guarie. »

Mais si une fracture ou une perforation de l'os existe, de sorte que la sanie puisse venir baigner la dure-mère, alors surtout les lotions et les pansements avec le vin, l'eau-de-vie et l'essence de térébenthine sont formellement prescrites. Il comprend toute l'im-

____

(1) A. Paré, II, p. 39.

portance qu'il y a à empêcher les enveloppes du cerveau d'être en contact avec des liquides sanieux et putrides que pouvait fournir une plaie mal pansée (1).

Dans tous les cas on devra se garder d'employer les émollients et les corps gras qui favorisent cette décomposition des liquides et des accidents qui en résultent. « La douleur étant apaisée faut désister de toutes choses onctueuses, de peur qu'elles ne rendent la playe sordide et maligne, et que les parties proches ne se pourrissent et par conséquent la dure mère et l'os pour ce que les parties ne seraient gardées par leurs semblables, ce qui doit se faire par remèdes dessicatifs » (2).

« Sur l'os qu'on voudra garder sain, ne faut nullement toucher de choses humides, en suivant Galien (3), qui dit qu'on ne doit nullement user aux os dénudés, de choses onctueuses, mais au contraire de toutes choses qui dessèchent toute humidité superflue (4). »

Dans les plaies articulaires, il est encore plus formel pour la proscription des émollients, car ceux-ci favorisent l'afflux des liquides et rendent la plaie maligne. Des cataplasmes de lie de vin qui « roborent et sèchent la jointure, et ce faisant sédent la douleur et gardent les humeurs ne courent à la partie » doivent être appliqués sur l'articulation blessée. Quant à la plaie, elle sera pansée avec un mélange astringent et agglutinatif composé de térébenthine de Venise, d'eau-

(1) II, chap. xvii et xviii.
(2) Amb. Paré, II, p. 45.
(3) Gal. Liv. vi de la méthode.
(4) Amb. Paré, 11, cap. xvi.

de-vie, de poudre d'aloès, de myrrhe et de bol d'Arménie.

Pour modifier les surfaces suppurantes étendues, comme dans les pleurésies purulentes, il usait des mêmes moyens, que ceux que nous citerons plus tard. Ce sont des injections d'eau vulnéraire mélangée à l'eau-de-vie, et, s'il y a une grande fétidité, de l'onguent égyptiac. S'il existe une ouverture fistuleuse, il a soin d'appliquer contre elle une épange imbibée d'eau-de-vie qui prévient la mauvaise odeur des liquides en empêchant leur décomposition (1).

C'est surtout au livre des *Plaies par arquebuses* que Paré se montre grand clinicien en sachant profiter des faits qu'il observe pour transformer le traitement de ces lésions. Avant lui, considérées comme plaies empoisonnées, on les cautérisait d'abord par l'huile bouillante, comme le conseillait Jean de Vigo, procédé trouvé sans doute dans quelque ancien formulaire de tortures. Or il advient qu'à sa première campagne en 1536, au siége du château de Valence, « où les chirurgiens eurent de la besogne taillée », l'huile bouillante, qu'il employait sur l'autorité de Jean de Vigo, vint à lui manquer pour un certain nombre de blessés. Force lui fut de panser les autres avec de la térébenthine émulsionnée avec l'huile rosat et des jaunes d'œufs. Le lendemain plein d'anxiété pour les suites de son innovation, il trouva que ces derniers « sentaient peu de douleur, sans inflammation et tumeur, ayant assez bien reposé la nuit », tandis que les autres étaient « fébricitants, avec grande douleur, tumeur et inflammation autour des playes. »

(1) Amb. Paré, chap. XXXIII.

2

Dès ce moment il considéra les « playes par harquebuses », comme de simples playes contuses qu'il fallait
faire suppurer, afin d'éliminer rapidement les parties mortifiées. Il se servit dès ce moment du fameux
baume de petits chiens qu'il acheta d'un chirurgien
de Turin. Il y entrait des petits chiens. des résineux
et de l'eau-de-vie, ce fut sa seconde méthode.

Mais, au siége de Rouen, il fut forcé de revenir au
traitement essentiellement conservateur et antiputride
« à cause des pourritures, gangrènes et mortifications
qui s'étaient mises aux playes par le moyen de l'air
vicié. » Dès ce moment l'eau-de-vie pure, les résineux
et les astringents furent employés comme dans les
plaies du crâne. « S'il y a soupçon de pourriture, fau-
dra passer des suppuratifs aux remèdes contrariants
à la suppuration..... Aucuns instillent en la playe eau-
de-vie, en laquelle on a fait fondre du vitriol calciné.
Tel remède n'est pas suppuratif, mais résiste à la pourriture. On en peut user en temps chaud et humide » (1).

D'autre fois il employait son baume. Celui-ci se
composait de térébenthine, de résine, de bol d'Arménie, d'huile d'hypericum et d'eau-de-vie. La plupart de
ces formules sont sans doute trop compliquées ; c'était
une condition de la thérapeutique du temps. Toutes
avaient des résineux et l'eau-de-vie, substances anti-
putrides par excellence, au milieu d'autres inertes ou
inutiles. C'est donc surtout à ces médicaments alcooliques ou résineux que nous croyons devoir rapporter
les propriétés efficaces des baumes formulés par Am-

(1) Amb. Paré, *des Playes, por harquebuses*, II, chap. v,

broise Paré. Nous avons remarqué que les résineux s'employaient surtout une fois la suppuration bien établie, dans le but de hâter la formation de la cicatrice. Nous n'avons pas expérimenté assez souvent cette pratique pour en pouvoir affirmer les avantages. L'alcool seul nous a paru tout aussi efficace.

§ IV.

Les chirurgiens du XVIIe et du XVIIIe siècle s'appliquèrent à simplifier encore le pansement des plaies en n'employant que l'alcool seul ou associé avec des résines ou des essences, toutes les fois qu'une inflammation trop vive ne forçait pas à recourir aux émollients.

En 1672, Dionis professant au Jardin du roi son cours d'opérations chirurgicales manquait rarement de conseiller, pour le traitement consécutif aux opérations sanglantes, l'eau-de-vie camphrée ou tout autre liquide alcoolique. Chaque fois qu'il fait usage de corps gras, c'est toujours mêlés aux substances précédentes, et encore est-il très-sobre dans leur emploi. « Les remèdes huileux et pourrissants ne valent rien aux plaies de tête, les balsamiques et les spiritueux y sont très-bons ; c'est pour cela qu'il faut se servir du baume blanc, ou de l'esprit de vin ; le digestif doit être animé et encore n'en faut-il pas user longtemps......

« Le chairs des lèvres de la playe croissent quelquefois tellement qu'elles couvrent l'ouverture du trépan ; en ce cas on les tiendra sujettes avec des plumaçeaux trempés dans de l'eau-de-vie ou dans de l'eau vulnéraire. » (1) Après l'amputation des membres, il faut mettre sur la surface de section des os des plumasseaux imbibés d'alcool et sur le reste de la plaie des poudres astringentes. Après la levée du premier appareil, qui a lieu le deuxième ou le troisième jour, « il n'est pas nécessaire de couvrir les plumaceaux d'astringents, il faut leur en substituer d'autres, couverts d'un digestif, pour procurer la suppuration. Mais s'il y a eu disposition à la gangrène, il faudrait animer le digestif et se servir de remèdes spiritueux pour vivifier la playe et en bannir tous les pourrissants ; on continue le pansement avec les mondificatifs, les incarnatifs et les dessiccatifs ; on ne met point d'onguents sur les bouts des os ; mais des plumaceaux trempés dans l'esprit de vin en attendant l'exfoliation » (2).

Pour les plaies contuses et les plaies par armes à feu, même doctrine et même pratique.

Au XVIIIᵉ siècle, Lapeyronie, J.-L. Petit, G. de Lafaye continuent la méthode traditionnelle, comme il serait facile de le prouver par des citations de leurs écrits. Cependant J.-L. Petit, tout en continuant l'emploi des alcooliques, semble les tenir en moins grande importance que ses devanciers. Tout le monde sait que le premier il décrivit les phénomènes et les lésions de l'infection purulente. Telle plaie devenait tout à coup sèche par la suppression du pus, le malade mourait et à l'autopsie on trouvait dans ses organes de nombreux foyers purulents. Il explique

(1) Dionis, *Opér. du trépan*, p. 524-525.
(2) Dionis, *Cours d'opérations*, p. 57.

théoriquement le fait par un reflux du pus de la plaie.
Il conclut de là qu'il faut faire abondamment suppurer les plaies. — Or, comme l'alcool diminuait
considérablement cette formation de pus, il accusait
son usage exagéré d'en favoriser le reflux.

Toutefois en pratique il ne manque pas de faire
usage des spiritueux, en particulier dans les lésions
de la tête, dans les ulcères, et dans les maladies des
os, en un mot partout où il voit qu'il est nécessaire
d'avoir des plaies en bon état.

Tenon, dans les années 1758 et 1760, publia des
mémoires importants sur l'exfoliation des os (1).
Répétant les expériences de Monro, il montra qu'une
os recouvert de substances grasses, se recouvrait plus
rapidement de bourgeons charnus et que par suite
l'exfoliation était moindre que par l'emploi des alcooliques et des astringents. Que le bourgeonnement fût
plus rapide, c'était vrai en effet, mais quant à l'exfoliation, elle n'était pas plus considérable par l'ancienne manière de panser les plaies. Laisné, dans son
introduction aux œuvres de Jean-Louis Petit, le dé-
montre victorieusement, ainsi que les discussions qui
eurent lieu à l'Académie royale de chirurgie. Toutefois ces expériences prouvant la rapidité du bourgeonnement sous l'influence des corps gras, ne furent
pas peut-être sans importance dans la faveur dont
ceux-ci ont paru jouir à partir de Desault. Dans ses
œuvres on ne trouve en effet aucune des pratiques
de l'ancienne chirurgie. Les émollients sont seuls

(1) Mémoires de l'Académie des sciences, 1758-1760.

préconisés alors qu'il s'agit de combattre l'inflammation ou de calmer la douleur.

L'école physiologique semble ne vouloir plus étudier que les phénomènes présentés par les plaies, sans
guère se préoccuper de favoriser leur marche régulière et de prévenir leurs accidents par un traitement
topique actif. D'un seul coup on proscrit non-seule-
ment comme inutiles, mais aussi comme nuisibles
tous les agents conservateurs que la tradition avait
légués. « Il faut s'abstenir d'appliquer sur la plaie
des liqueurs alcooliques et balsamiques, des onguents
irritants, de la colophane, etc. Ces corps étrangers
ne peuvent qu'augmenter l'irritation et, par suite, le
développement de l'inflammation qu'on doit modérer
au contraire autant que possible » (1).

Vidal de Cassis ne les traite pas mieux; quant aux
autres auteurs de notre époque, ils se gardent bien
d'en parler. Tenir la plaie proprement, modérer l'inflammation, si elle devient trop vive, l'exciter par
l'application de la charpie sèche ou quelques onguents,
empêcher les pièces du pansement d'adhérer aux
plaies par l'interposition du classique linge cératé:
telle est en quelques mots toute la thérapeutique lo-
cale de notre époque par rapport aux plaies. Mal-
heureusement elle n'influe guère favorablement sur
leur marche, et le plus souvent tout se réduit à laisser
à la nature seule le soin de la guérison. « Quand on
étudie avec soin les divers modes de traitement des
plaies, dit M. Follin, on arrive promptement à douter de l'action vraiment curative de quelques-uns

(1) Aug. Berard, Dict. en 30 vol., article *Plaies*.

d'entre eux. Les plaies guérissent si souvent toutes seules, qu'on ne peut accorder de confiance qu'aux moyens mécaniques destinés à procurer une réunion immédiate ou secondaire (1). Il me semble qu'on pourrait répondre avec assez de justesse : les accidents des plaies viennent si souvent désoler la pratique chirurgicale, qu'il serait très-utile de chercher autre part que dans les moyens mécaniques un mode de pansement qui pût les prévenir. Tel est le vœu que forment les auteurs du *Compendium*. Nous serions trop heureux si par ce travail nous parvenions à prouver que leur souhait est rempli.

Nous ne saurions mieux terminer ce chapitre qu'en rapportant un extrait de la lettre pleine de sens pratique que M. le Dr Batailhé a adressée à M. Malgaigne à propos de la discussion sur l'hygiène de nos hôpitaux :

« Si les pansements de l'ancienne chirurgie avaient été si mauvais que nous l'avons dit, et les nôtres si excellents, il en résulterait que nous devrions avoir des résultats magnifiques, et que les anciens auraient dû avoir des résultats désastreux.

« C'est-à-dire que les anciens auraient dû observer à chaque instant dans les plaies, dans les plus petites comme dans les plus grandes, les complications : l'érysipèle traumatique, l'angioleucite, le phlegmon diffus, le phlegmon des gaines tendineuses, l'infection purulente, la méningite traumatique, etc.; on devrait trouver dans Hippocrate, dans Guy de Chauliac, dans

(1) Follin, *Pathologie externe*, I, p. 382.

A. Paré, dans Dionis, dans J.-L. Petit, dans les mémoires de l'Académie de chirurgie, des descriptions
de ces maladies, des discussions des mémoires sur
leur nature, sur leurs moyens de traitements, etc., etc.
Or, de tous les accidents formidables qui font l'objet
de la préoccupation incessante des chirurgiens de nos
temps, qui, d'après nos idées, devaient être bien plus
fréquents que de nos jours, sous l'influence de pansements irritants, absurdes, incendiaires, il en est à
peine question dans leurs écrits. Ils ne leurs donnent
pas même un nom ; on en reconnaît bien quelques rares
exemples quand on lit leurs écrits avec attention ;
mais voilà tout, et encore ces rares exemples sont-ils
attribués par eux généralement à des pansements mal
faits, ou faits trop tardivement. (Hippocrate.)

« Quand est-ce que ces accidents sont étudiés avec
soin ? quand est-ce que tout le monde s'en occupe ?
quand est-ce qu'on fonde des prix pour l'étude de
leur nature et de leur traitement ? C'est depuis le
commencement de ce siècle, et depuis lors seulement.
Cela n'indique-t-il pas clairement que la chirurgie de
nos jours, en proscrivant les pansements des anciens,
en appliquant sur les plaies récentes le cérat, les cataplasmes, les émollients, a fait fausse route, et que c'est
à elle, à elle seule, et non à l'architecture ou à l'hygiène générale, que l'on doit demander compte des
désastres que l'on déplore (1). »

(1) Batailhé, *Lettre sur l'insalubrité des hôpitaux de Paris*,
p. 11 et 12.

CHAPITRE II

ACTION DE L'ALCOOL SUR LES PLAIES RÉCENTES

§ 1er. Mode d'application de l'alcool.

Avant tout, nous allons exposer la manière dont nos pansements ont été faits. Le liquide généralement employé est l'eau-de-vie camphrée ordinaire qui marque de 18° à 20°. Dans quelques cas nous nous sommes servi d'alcool rectifié à 36°. Celui-ci a paru avoir une action hémostatique dans les hémorrhagies des petits vaisseaux. Cela peut s'expliquer facilement par sa propriété coagulante très-énergique. Il est donc utile, immédiatement après une opération sanglante. Mais, pour les pansements secondaires, on doit lui préférer l'eau-de-vie camphrée. Nous avons eu également occasion de faire des pansements avec l'eau-de-vie fine de table, et nous n'avons pas trouvé qu'elle valût mieux que celle de qualité très-commune, si ce n'est que son odeur plus agréable plaît davantage aux malades.

Dans les plaies qui doivent être réunies par première intention, on pratique une lotion sur toute la surface saignante avec l'alcool rectifié. On peut même laisser en contact avec elles, pendant quelques instants, une éponge imbibée de ce liquide. L'hémorrhagie une fois bien arrêtée on procède à la réunion de la plaie. Sur les lèvres rapprochées, on applique un petit linge ou un tampon de charpie trempé dans l'alcool à 20°. On doit veiller à ce que ce que ce linge soit toujours humide. Suivant les cas, c'était le malade qu'on chargeait du soin de cet entretien, ou bien on recouvrait le pansement d'un taffetas imperméable. Celui-ci empêchant l'évaporation du topique conservateur remplit le même but.

Pour les plaies destinées à suppurer à ciel ouvert, on doit les remplir de charpie imbibée d'alcool. Les anfractuosités mal disposées pour la réunion immédiate seront plus particulièrement dilatées par des bourdonnets de charpie. En somme il faut veiller à ce que toutes les surfaces saignantes soient en contact avec le topique. Une ou plusieurs compresses et un bandage approprié maintiennent le tout. Dans les premiers jours, il est bon d'envelopper le pansement d'un taffetas gommé. Celui-ci maintient toujours humide la charpie qui recouvre la plaie, de sorte qu'elle n'est jamais adhérente aux parties blessées, circonstance qui facilite singulièrement les pansements, tout en épargnant la douleur au malade. Mais cette précaution devient inutile aussitôt que la suppuration est franchement établie.

Il est certaines plaies sur lesquelles aucun pansement permanent ne peut être appliqué. Alors on se sert de lavages fréquents à l'alcool pur ou étendu d'eau. Les opérations faites dans la bouche pour l'extraction des polypes naso-pharyngiens sont dans ce cas. On évite ainsi l'afflux de ces liquides fétides dont la présence est d'un si grand supplice pour les malades.

En quelque cas qu'il soit employé, le pansement alcoolique est toujours d'une très-grande simplicité, d'une application facile, et jouit en outre de précieux avantages que nous allons essayer de montrer.

§ II. Effets immédiats de l'application de l'alcool.

Que la plaie doive suppurer, ou être réunie par première intention, nous avons dit qu'il était important qu'elle fût baignée d'alcool en tous ses points. Le peu d'hémorrhagie qui existe encore après la ligature des vaisseaux principaux s'arrête aussitôt par la coagulation du sang dans les orifices des vaisseaux plus petits. La douleur accusée par le malade est presque nulle, s'il est encore plongé dans cette demi-somnolence qui succède an sommeil anesthésique; mais, s'il jouit de toute sa sensibilité, elle est au contraire très-vive. Le plus souvent, les malades la comparent à la cuisson succédant à une brûlure. Mais cette acuité est très-passagère. Après quelques instants, tout rentre dans l'ordre, et il ne reste plus que des douleurs lancinantes, isochrones aux battements du pouls et parfaitement supportables. Celles-ci durent plus ou moins suivant la sensibilité des sujets, l'étendue de la plaie et la région qu'elle occupe. Une plaie de la face ou de toute autre partie richement pourvue de nerfs supporte moins facilement cette première application. Dans un cas d'autoplastie de la face, il a fallu durant les premiers jours affaiblir considérablement l'alcool pour le rendre tolérable. Les excoriations superficielles, qui mettent le derme à nu, donnent lieu à une vive douleur au contact de l'alcool, mais ici elle passe très-vite. La plupart des malades les sentent disparaître dans un temps qui varie entre trois et sept heures. Alors le calme se fait, et la nuit qui succède à l'opération est d'ordinaire remplie d'un bon sommeil. Ces phénomènes immédiats ne diffèrent guère de ceux que l'on observe après tout autre mode de pansement. Il nous a même semblé que la tranquillité qui succède presque toujours à la période douloureuse est plus grande et mieux tranchée.

Durant les premières heures le pouls reste ordinairement calme. Chez les personnes nerveuses, ou dans des cas de traumatisme considérable, il s'accélère vers le soir, et la peau devient chaude ; mais pareille chose se passe quel que soit le moyen de pansement employé.

Si la plaie doit suppurer, le pansement reste appliqué pendant vingt-quatre heures environ. C'est dans ce cas qu'il est facile de constater tout ce que nous venons de dire. Si la réunion immédiate est tentée, le peu de temps pendant lequel l'alcool se trouve en contact avec la surface saignante fait que la douleur est très-passagère. Une fois le sang bien arrêté, et la suture faite, tout rentre dans l'ordre.

§ III. De l'action de l'alcool sur la réunion immédiate.

Il résulte des quelques faits que nous avons observés et des expériences sur les animaux, que le pansement de la plaie par l'alcool pur favorise la réunion immédiate. Pour peu qu'on réfléchisse, en effet, aux conditions nécessaires pour obtenir ce résultat, on verra combien il les remplit efficacement. Par son action coagulante, il oblitère tous les petits vaisseaux béants à la surface des plaies et prévient ainsi l'accumulation du sang dans les parties profondes, alors que la suture des bords a été faite, et un pareil épanchement est une des causes les plus fréquentes qui font échouer les tentatives de réunion immédiate. De plus, son application continue sur la suture empêche le développement de l'inflammation, comme nous le démontrerons plus tard. Après une heure ou deux une lymphe plastique de bon aloi est sécrétée entre les surfaces en contact et rien ne s'oppose plus au succès de leur réunion. Il est certains moyens mécaniques qu'il ne faut pas négliger, afin de le rendre plus certain, ce sont tous ceux qui s'opposent efficacement à l'écartement des lambeaux. Ils varient suivant la forme et le siége des plaies. Dans deux de nos cas, une compression légère faite par l'intermédiaire d'un vaste tampon de ouate a été suffisante. M. Batailhé, dans ses expériences sur l'amputation des membres (1), s'est servi de la suture enchevillée pour les parties profondes, de la suture entrecoupée pour les bords. Dans tous les cas on ne doit songer à réunir que lorsque la plaie sera parfaitement à l'abri de tout écoulement sanguin ; l'application de l'alcool rectifié pendant 8 à 10 minutes, suffit pour se mettre en garde contre cet accident. Il va sans dire que nous supposons liés tous les principaux vaisseaux.

Voici maintenant trois observations qui viennent à l'appui de la pratique qui vient d'être exposée. Dans deux cas il s'agit de tumeurs du sein.

____

(1) Les lapins étaient les sujets de ses expériences.

OBSERVATION PREMIÈRE.

La tumeur occupait le sein droit d'une femme de 41 ans environ, d'ailleurs forte et robuste. D'un volume égal à celui d'un œuf de poule, sa marche avait été lente et elle avait tous les signes des tumeurs bénignes. C'est ce que confirma l'examen anatomique.

L'extirpation fut faite par M. Hoüel. La peau étant excisée suivant le grand axe de la tumeur, il fut facile de l'isoler des parties adjacentes et de l'énucléer. Il en résulta une cavité qu'il s'agissait de combler. Une éponge imbibée d'alcool à 36° y fut d'abord placée et y resta dix minutes environ. Au bout de ce temps, le sang avait cessé de couler. On réunit l'ouverture par quelques points de suture entrecoupée, excepté dans l'étendue d'un centimètre, vers sa partie la plus déclive. Au-dessus on appliqua un peu de charpie trempée dans l'eau-de-vie camphrée, puis un tampon de ouate, le tout maintenu par un bandage de corps légèrement serré, dans le but d'appliquer l'une contre l'autre les parois de la cavité.

Le lendemain toute l'incision paraissait réunie, à part sa partie déclive : les bords n'étaient ni tuméfiés ni douloureux, et une sorte de vernis luisant recouvrait la partie de la peau laissée sans suture.

Au troisième jour, les épingles furent enlevées, la peau s'était soudée à la paroi opposée de la cavité. Il y eut un peu de suppuration à la partie inférieure ; d'ailleurs symptôme de réaction fébrile. Le douzième jour la guérison était complète.

OBSERVATION II.

Les choses se passèrent plus simplement encore dans le cas suivant. C'était une tumeur du sein droit de nature cancéreuse, que M. Nélaton voulut bien nous laisser opérer. Il existait, en outre, une tumeur ganglionnaire volumineuse, parfaitement isolée et mobile sous la peau de l'aisselle du même

côté. L'extirpation du sein fut faite avec celle de la peau altérée ;
celle du ganglion nécessita une simple incision. L'une et l'autre
plaie furent remplies avec de la charpie imbibée d'alcool. Le
lendemain, en renouvelant le pansement, la cavité ganglionnaire fut laissée vide. On eut soin de comprimer légèrement,
afin d'accoler ses parois. La réunion immédiate eut lieu comme
dans le cas précédent. Quant à la plaie du sein, elle suivit ses
phases régulières de suppuration et de cicatrisation.

En troisième lieu nous citerons le fait suivant :

OBSERVATION III.

Un jeune homme de bonne constitution entre à l'hôpital des
Cliniques le premier juin. La veille, il a reçu une lourde pierre
sur le doigt indicateur droit qui a presque entièrement été
coupé au point frappé. La phalange moyenne est écrasée, l'os
brisé en plusieurs fragments, et il ne reste plus pour retenir
en place l'extrémité du doigt qu'un lambeau cutané à la face
palmaire. Les bords contus de la plaie sont légèrement tuméfiés et salis par des débris de pierre. Le lavage ayant fait disparaître tous ces corps étrangers, on met le doigt dans l'extension sur une petite attelle de gutta-percha, placée à la face
palmaire, et on l'y maintient par des bandelettes qui ne ca-
chent pas la plaie. Celle-ci est pansée comme à l'ordinaire
avec l'eau-de-vie camphrée.

2 juin. — La tuméfaction des bords a disparu, ils paraissent
vouloir se réunir, malgré leur irrégularité. Pas de douleur,
même pansement.

Le 5 juin, la réunion des parties molles a eu lieu sans la
moindre trace de suppuration ; quelques points très-petits se
sont mortifiés. Le 17, la cicatrice est complète. Le malade
sort en conservant son attelle pour préserver la soudure des
os encore peu solide.

Sans doute ces observations ne sont point suffisantes pour démontrer sans réplique l'action efficace

de l'alcool sur la réunion immédiate, mais rapprochées des résultats obtenus par l'expérimentation sur les animaux, elles acquièrent de la valeur.

« Nous avons fait, dit M. Batailhé, des plaies simples des membres et du tronc par instrument tranchant, des plaies allant jusqu'à l'os avec blessure du périoste. Après avoir lavé avec beaucoup de soin les lèvres de la plaie avec de l'alcool ou tout autre liquide alcoolique (eau-de-vie, alcoolat vulnéraire), nous avons réuni les parties profondes par la suture enchevillée, les parties superficielles par la nature entrecoupée ou du pelletier. Nous avons toujours obtenu la réunion immédiate dans les vingt-quatre heures. *Nous ne comptons pas un seul insuccès.* Il nous est arrivé quelquefois d'enlever la suture superficielle une demi-heure ou une heure après son application ; nous remarquions déjà entre les lèvres de la plaie une matière gluante, la lymphe plastique. Il n'y a point de trace d'hémorrhagie des petits vaisseaux, condition nécessaire pour la coaptation et par conséquent pour la réunion immédiate.

« Nous avons fait des amputations, des désarticulations, (même traitement suture, enchevillée, sutures superficielles, alcool), le plus souvent réunion immédiate, jamais de suppuration diffuse » (1). Des observations cliniques seront encore nécessaires pour juger définitivement de la valeur de la méthode ; mais avec les faits actuellement connus, on peut, je crois, espérer des résultats heureux et tenter légitimement de nouveaux essais.

(1) Batailhé, *De l'alcool et des composés alcooliques en chirurgie.*

§ IV. Action de l'alcool sur les plaies qui doivent suppurer.

Chaque fois que la perte de substance a été trop considérable pour songer à la réunion immédiate, nous avons pansé la plaie comme il a été dit précédemment, dans le but d'obtenir une cicatrice par bourgeons charnus. C'est à ce genre de faits que se rapportent le plus grand nombre de nos observations; aussi pouvons-nous parler avec plus d'assurance des bons effets produits par les alcooliques employés dans ces cas.

Les phénomènes immédiats que l'alcool exerce sur les surfaces saignantes ont été décrits. Nous savons qu'ils consistent en une douleur plus ou moins vive et en l'arrêt de l'hémorrhagie des petits vaisseaux, de sorte qu'il se produit ce dessèchement de la plaie que réclamait Hippocrate. Mais si l'on n'examine celle-ci qu'après vingt-quatre heures, ce qui est le terme ordinaire du premier pansement, toute sa surface apparaît comme luisante, vernissée, et parsemée çà et là de quelques points où se voit un peu de sang coagulé. Cet aspect est surtout remarquable sur les parties molles et vasculaires, le tissu cellulaire, les muscles. Les aponévroses, les tendons, les os dépouillés de leur périoste ont une blancheur éclatante.

Si on applique le doigt sur les parties qui sont comme recouvertes de vernis, on constate qu'il existe en effet une mince couche de matière glutineuse et collante, s'attachant au doigt, et donnant la même sensation que l'empois fraîchement fabriqué. Cette couche est parfaitement transparente elle permet de juger de la couleur des tissus qu'elle recouvre.

La charpie du pansement n'adhère que rarement avec la plaie, pourvu qu'on ait eu soin d'empêcher l'évaporation de l'alcool au moyen d'un taffetas gommé, de sorte qu'on n'a pas à craindre de faire éprouver au malade les douleurs si redoutées de la levée du premier appareil.

Aucune odeur, si ce n'est celle de l'alcool, ne s'exhale de la plaie ou des pièces qui la recouvraient. En un mot, elle offre dans presque tous les cas un aspect de propreté et de fraîcheur qui contraste singulièrement avec cet aspect grisâtre et blafard, cette sanie à odeur plus ou moins désagréable, ces bords tuméfiés et douloureux, que présentent certaines plaies pansées par la méthode ordinaire.

Cet état dure d'habitude le second et quelquefois le troisième jour. A ce moment la plaie perd son aspect brillant, de nombreux petits points blanchâtres apparaissent çà et là dans la couche plastique, points surtout où le contact de l'alcool a été moins assuré, dans certains culs-de-sac par exemple qu'on a négligé de bourrer de charpie alcoolisée. La sérosité qui imprègne les pièces du pansement augmente et prend une légère odeur. Ces petites taches lactescentes ou grisâtres ne sont que du pus; la période de suppuration est arrivé, en effet, vers le quatrième jour. La réaction inflammatoire qu'on observe d'habitude est presque nulle. Les bords ne se tuméfient pas ou à peine, les ganglions voisins de la plaie ne se prennent pas.

En même temps que le pus se forme à la surface de la plaie, la vascularisation des couches de lymphe plastique commence à se faire; bientôt celle-ci augmentant, apparaissent les bourgeons charnus, d'abord sur les parties de tissu cellulaire, puis sur les muscles, en dernier lieu sur les os.

Le bourgeonnement des parties molles est complet en moyenne du septième au dixième jour. Il tarde longtemps à se faire sur les os et les parties riches en tissus fibreux. Dans une de nos observations, l'os dénudé de la jambe s'était recouvert vers le vingtième jour. Tenon, dans ses expériences sur les chiens, vit les os dénudés du crâne se recouvrir vers le vingt-huitième jour seulement. D'une manière générale, nous avons vu, que le pansement alcoolique retardait la formation des bourgeons charnus. Mais, si ce fait est un désavantage, il se trouve amplement compensé par la bonne nature de ces bourgeons. Petits, serrés, de forme généralement conique, d'une coloration rosée vive, ils ont tous les caractères que les auteurs considèrent comme d'un bon augure pour la guérison des plaies. On n'a jamais ces bourgeons fongueux et molasses, saignant facilement et n'ayant aucune tendance à la cicatrisation.

La plaie arrivée à cet état, la suppuration continue à se faire régulièrement. Elle est toujours très-peu abondante, à moins que quelque foyer voisin ne vienne s'ouvrir dans la plaie. Nous avons vu quelques cas où, malgré l'étendue de la plaie, la suppuration avait été presque nulle. A peine après vingt-quatre heures s'en était-il produit une légère couche qui s'enlevait avec le gâteau de charpie qui la recouvrait.

Quand la couche bourgeonnante est bien développée, si l'on continue à panser avec l'alcool pur, la cicatrisation se fera sans doute, mais un peu moins rapidement que si l'on étend cet alcool d'eau. Les anciens chirurgiens arrivés à cette période, se servaient des résineux et d'astringents diversement mélangés, pour appliquer sur la plaie et hâter la cicatrisation. Quelques cautérisations au nitrate d'argent, a cautérisation objective, sont les seuls moyens qui nous ont le plus souvent servi pour activer la formation de la cicatrice. Nous avons essayé des teintures de myrrhe et de benjoin sans avoir remarqué une action plus efficace qu'avec l'alcool seul.

Nous avons dit que la réaction inflammatoire était d'habitude peu vive. Ceci est vrai pour la plupart des plaies que nous avons eues à traiter ; mais, si l'étendue en est très-grande, comme celle qui fait le sujet d'une de nos observations, il est évident que le traumatisme qui en résulte doit malgré tout donner lieu à une fièvre intense.

Nous devons aussi signaler un accident qui, dans ce même cas, a paru pouvoir se rattacher à l'absorption de l'alcool à la surface de la plaie. Ici la quantité de liquide était très-grande, la plaie très-vaste et non encore recouverte de bourgeons charnus. Le délire que présentait le malade avait quelques ressemblances avec le délire alcoolique. Aussi nous croyons prudent, d'après ce fait, d'étendre l'alcool d'un peu d'eau quand on doit l'appliquer sur de vastes surfaces saignantes. Nous disons saignantes, car, dans tous les cas où on l'a appliqué sur des plaies déjà recouvertes de bourgeons charnus, aucun accident n'a été observé, quelles que fussent la quantité du liquide et l'étendue des surfaces.

A l'appui de cette description générale, nous allons citer quelques-uns des faits qui nous ont servi d'éléments.

OBSERVATION IV.

Plaie contuse de la jambe gauche avec dénudation du tibia et épanchement sanguin intra-musculaire.

G. S., commissionnaire, est apporté à la Clinique le 15 août 1863. Il a été renversé par une roue de voiture, alors qu'il était ivre. La tempe et le bras gauche sont le siége de légères excoriations. La jambe du même côté nous offre à sa partie antérieure et suivant le bord antérieur du tihia, une longue plaie verticale de 20 centimètres. Les bords contus, mais régulièrement divisés, montrent que la peau a été divisée par suite de sa pression contre la crête de l'os. On peut voir par cette ouverture, ainsi faite, la face interne du tibia dépouillé de son périoste en quelques points. Le muscle jumeau interne disséqué fait hernie au dehors, et le vaste épanchement qui existe entre les couches musculaires et sous la peau du mollet lui donne un volume considérable.

La face interne de la jambe droite a également été contusionnée assez fortement pour qu'il y ait des excoriations et une bosse sanguine.

Pansement avec l'alcool camphré pur. Cuisson assez vive sur les excoriations et sur la plaie de la jambe. — Bouillon. Une portion; limonade.

Le 16 août, le malade a dormi; pas de douleur ni de tuméfaction des bords de la plaie. Les parties charnues ont leur coloration normale et sont recouvertes d'un enduit brillant qui colle aux doigts. Aucune mauvaise odeur. Les bords sont rapprochés par quelques bandelettes. — Même pansement topique, pas de fièvre. Deux portions.

Le 19 août, les bords sont légèrement tuméfiés, l'aspect luisant des parties se teint par l'apparition de quelques points blancs grisâtres, surtout apparents sur la surface rouge des muscles. Sérosité abondante imprégnant la charpie du pansement. — Même prescription.

20 août. Un pus de bonne nature, mais peu abondant, recouvre la plaie dont la surface se vascuralise. — Santé parfaite, pansement alcoolique.

La cicatrisation a été complète le 18 septembre. La plaie a passé régulièrement par toutes ses phases sous l'influence des pansements. Malgré le décollement, la suppuration a été peu abondante et l'inflammation presque nulle.

OBSERVATION V.

Il s'agit d'un jeune homme d'une constitution moyenne, entré à l'hôpital des Cliniques pour une énorme tumeur située à la arti e postérieure de la jambe droite. Celle-ci ne mesure pas moins de 57 centimètres de circonférence au point le plus volumineux. Quoique l'histoire pathologique de cette tumeur soit des plus intéressantes, nous ne nous occuperons que de la plaie et des phénomènes qui succédèrent à son extirpation. Disons seulement qu'elle était de nature complexe, formée par des kystes sanguins, des concrétions fibrineuses et calcaires et en quelques parties du tissu fibro-plastique. Elle siégeait au-dessous de la couche superficielle des muscles postérieurs qui étaient étalés à sa surface. Elle avait isolé les muscles profonds et envoyait un prolongement qui, s'arrêtant sur le ligament interosseux, l'avait encore refoulé en avant.

Le 11 décembre 1864, l'extirpation fut faite par M. le professeur Nélaton. Il en résulta, en arrière de la jambe, une immense cavité comprise entre la couche des muscles postérieurs superficiels et le ligament interosseux, étendue verticalement de l'origine du tendon d'Achille, à la partie moyenne du creux poplité et communiquant en dehors par une large incision verticale, faite suivant les fibres du soléaire. Au centre de cette cavité, ballotte le paquet vasculo-nerveux qu'il a fallu disséquer au milieu de la tumeur qui l'entourait de toutes part.

On la remplit de charpie imbibée d'alcool camphré, les lèvres de l'ouverture sont mollement rapprochées et recouvertes elles-mêmes d'un gâteau de charpie, imbibée du même liquide. Ce pansement fait alors que le malade est parfaitement éveillé, ne paraît pas occasionner de douleurs trop vives au moment du contact de l'alcool. — Pour régime, on prescrit bouillon, potage, œuf, vin.

Le soir, 104 pulsations, soif vive, langue sèche et recouverte d'un enduit blanchâtre, pas d'appétit. Le membre opéré est engourdi et ne fait éprouver que de rares douleurs.

Le 12, peu de sommeil cette nuit, peau chaude et légèrement moite, 104 à 108 pulsations. La plaie, débarrassée des bourdonnets de charpie, ne présente aucune mauvaise odeur. Elle a un aspect rosé et luisant sur les parties molles et vasculaires. Aucun liquide ne baigne ses parois, à part un peu de sang qui s'écoule en quelques points où la charpie était adhérente. Les aponévroses sont d'un blanc resplendissant.— Même prescription, mêmes pansements.

Le 13, pouls à 130. Langue blanche, sèche, soif très-vive. Cependant le facies n'est pas altéré. Quand le malade vient à parler, il y a du tremblotement des lèvres. La plaie sans odeur est toujours tapissée d'une mince couche de matière transparente. Le contact de l'alcool n'occasionne que de très-légères cuissons. — Limonade, vin, poulet.

Le 14, pouls à 120. Peau souple et humide, bon sommeil cette nuit. Appétit.

Le 16, rien de nouveau dans l'état général, pouls à 120. La plaie s'humecte d'un liquide légèrement blanchâtre, qui n'est autre chose que le pus mêlé à la lymphe plastique, et qui fait disparaître l'aspect luisant des jours précédents. Odeur nulle. — Même pansement, même régime.

Le 17. Cette nuit le malade a eu du délire qui l'a fait jeter à bas de son lit. Le pouls est à 140. Les mains et les lèvres sont tremblotantes. Rien dans la poitrine ou sur la plaie qui puisse expliquer ces accidents. Ce matin l'intelligence est nette. M. Nélaton se demande alors si ce délire ne serait pas dû à une intoxication alcoolique, par suite de l'absorption à la surface de la plaie. Hier la quantité de liquide employé équivalait au moins à trois grands verres. Aujourd'hui on en met une moindre quantité et on l'étend d'eau.

Le 18, pouls à 130. Encore du tremblement des mains et des lèvres. Dans le fond de la plaie, sur la partie cellulaire, on constate une mince couche de pus assez adhérente, recouvrant un commencement de granulations. Les muscles n'en présentent pas encore. Les aponévroses et les tendons sont secs et moins brillants. Certains points de l'aponévrose du soléaire ont une teinte brune. Mais absence complète de mauvaise odeur.

Le 19. Toujours 130 pulsations. Sommeil cette nuit, pas de délire. Facies amaigri mais non prostré. La surface des tendons et des aponévroses est sèche ; les autres points sont recouverts d'une mince couche de pus. — Pansement à l'alcool pur. Pour le régime, poulet, vin, bouillon.

Le 20, la fièvre est tombée à 112 pulsations.

Le 21. 112 pulsations ; la langue est dépouillée ; appétit développé. La plaie suppure bien et le bourgeonnement paraît sur tous les points, à part sur les tissus fibreux. Les taches brunes notées sur l'aponévrose du soléaire sont des eschares qu'on détache facilement par de légères tractions. — Pansement, alcool pur.

Le 25, la plaie a marché régulièrement, la suppuration est peu abondante, et les bourgeons charnus, petits, serrés, d'un rose vif, sont de bonne nature. Ce matin, nous trouvons une assez grande quantité de pus baignant les pièces du pansement ; il provient d'un décollement de la peau des lèvres de l'incision, qui avait passé inaperçu jusqu'ici. Le pus sort facilement ; il est de bonne nature et sans odeur appréciable. Le foyer étant bien vidé, on l'injecte avec de l'alcool camphré pur. Une cuisson assez vive succède à cette opération, mais elle cesse quelques moments après. — Pansement alcoolique ; même régime.

Le 26, la suppuration est très-abondante, mais elle provient du décollement ; on continue les mêmes soins locaux.

Le 30, la suppuration des décollements est à peu près tarie sous l'influence des injections alcooliques ; celle de la plaie

est peu abondante; le bourgeonnement s'étend à toute sa surface.

Nous avons cessé d'observer régulièrement le malade à partir de ce moment. La cicatrisation a marché normalement sous
l'influence des mêmes pansements. Malgré un amaigrissement
considérable du sujet, elle a été complète après deux mois et
demi. Ce temps, quelque long qu'il soit, est cependant très-
court si l'on considère la disposition et la vaste étendue de la
plaie.

Comme autre exemple remarquable de l'action
favorable de l'alcool sur les plaies, nous citerons le
fait suivant emprunté à la Peyronie. Il est rapporté
par G. de la Faye dans les notes qu'il a ajoutées au
cours d'opérations de Dionis (1).

OBSERVATION VI.

Un homme reçut au bras un coup de hache qui avait coupé
obliquement l'os même du bras, et tous les muscles qui l'envi-
ronnent, ne laissant d'entier que le cordon des vaisseaux re-
vêtu d'une bande de peau de la largeur du pouce. Le blessé
ayant le bras pendant, de sorte que la main descendait près
du genou, eut la force de le prendre avec sa main droite, et de
la rapprocher lui-même du haut de l'épaule par un pur mouvement de la nature. On enveloppa la partie de beaucoup de
linge, et on mena le blessé à M. de la Peyronie, qui trouva la
plaie remplie de linge et de caillots de sang, une distance de
8 pouces entre les deux parties coupées, et la portion inférieure
du bras, froide, livide et sans sentiment, aussi bien que l'avant-
bras et la main : dans cet état il était si facile d'achever l'amputation, et si peu vraisemblable de conserver le membre,
que plusieurs chirurgiens, qui accompagnaient M. de la Peyronie, proposèrent de le couper tout à fait; mais M. de la Pey-

(1) Dionis. *Cours d'opérations de chirurgie*, édit. de 1746,
page 738.

ronie, fondé sur quelques exemples de réunion qu'on n'aurait osé espérer, voulut tenter celle-ci : pour cela, il ôta quelques petites portions d'os détachées, affronta les parties autant qu'il lui fut possible, et les soutint avec un appareil convenable, en observant de le faire fenestrer pour pouvoir panser la plaie, sans toucher à ce qui tenait les os en sujétion : il employa pour topique l'eau-de-vie, animée d'un peu de sel ammoniac, et mit en usage tout ce qu'il fallait, soit pour rappeler la chaleur naturelle, soit pour prévenir les accidents.

Le deuxième jour, le bras parut un peu gonflé au-dessus de la plaie; il n'y avait point de pouls à la main. Du cinquième au huitième, la chaleur augmenta par degrés : le huitième, la fenestre du bandage fut ouverte, et la plaie parut s'animer. Le pansement fut fait avec des plumasseaux trempés dans une dissolution de colcotar, et des compresses imbibées d'un vin aromatique animé, ce qui fut continué jusqu'au quatorzième, que l'appareil fut levé pour la seconde fois, et la plaie parut disposée à la réunion. Le dix-huitième la cicatrice se trouva avancée, la partie presque dans son état naturel, et le battement du pouls sensible. Alors M. de la Peyronie substitua un bandage roulé au fenestré : on eut soin de lever l'appareil de dix en dix jours; après cinquante jours on l'ôta entièrement, et, au bout de deux mois de la blessure, le malade fut entièrement guéri, à un peu d'engourdissement près dans la partie.

CHAPITRE III

DE L'EMPLOI DE L'ALCOOL DANS LE PANSEMENT DE
CERTAINES PLAIES COMPLIQUÉES.

Dans ce qui précède, nous avions en vue les plaies ordinaires largement ouvertes, et dégagées de complications immédiates. Ce sont, en effet, celles que nous avons eues à traiter le plus souvent. Nous allons dire actuellement quelques mots du pansement alcoolique : 1° dans les plaies de tête, 2° dans les fractures compliquées de plaies, 3° dans les blessures par armes à feu, 4° dans les plaies des séreuses, 5° dans les plaies empoisonnées. Ces plaies ont en effet toujours attiré l'attention des pathologistes, soit par leur gravité immédiate, soit par leurs suites funestes.

1° *Plaies de tête.* C'est pour elles surtout que les anciens chirurgiens prescrivaient la médication astringente et conservatrice. Tous sont d'accord sur ce point jusqu'au moment où les expériences de Tenon, au sujet de l'emploi des corps gras sur les os dénudés, vinrent changer la règle traditionnelle.

Comme mode de pansement, comme action immédiate, nous n'avons rien à ajouter de spécial. Mais, si nous observons que ces plaies sont souvent funestes par leurs complications, inflammation, érysipèle, infection purulente, nous comprendrons facilement quelle est l'importance d'un pansement qui les prévient. Ce fait, que les anciens guérissaient facilement leurs malades trépanés, tandis qu'ils succombent presque sûrement de nos jours, est, ce me semble, un excellent argument en faveur de la manière dont ils les traitaient. Or, ils se servaient surtout d'eau-de-vie, seule ou mêlée à des substances résineuses ou astringentes. Dans les ouvrages de chirurgie du XVIIIe siècle, on trouve de nombreux faits qui prouvent l'efficacité de leur méthode ; nous ne l'avons vue appliquée que deux fois. Dans le premier cas, la plaie était simple, le décollement peu étendu, il y eut réunion par première intention ; dans le second, il s'agit d'un homme sur la tête duquel avait passé une roue d'omnibus.— La tempe était le siége d'une vaste plaie contuse, s'étendant jusqu'à la partie postérieure du crâne avec un décollement des lambeaux et dénudation de l'os. Il y avait en outre un vaste épanchement de sang dans le tissu cellulaire des paupières. Le blessé, porté dans le service de M. le professeur Velpeau, fut pansé à l'alcool et il guérit heureusement, malgré la gravité des lésions.

2° *Plaies compliquant les fractures des os longs.* Nous n'avons eu qu'un cas de ce genre durant notre internat à l'hôpital des Cliniques. C'était une plaie très-étroite, communiquant probablement avec une fracture du tibia. On pansa à l'alcool, la guérison eut lieu sans accidents. Un pareil fait n'a pas une grande valeur, mais par induction on peut prévoir que, dans des cas plus sérieux, l'alcool aurait un grand avantage sur les autres topiques. C'est d'ailleurs ce que prouvent un grand nombre d'expériences faites par M. Batailhé. « Des contusions avec écrasement des os, avec plaie au niveau des articulations, ont guéri rapidement avec peu de suppuration. Quelquefois il y a eu, non pas du pus, mais un liquide, moitié purulent, moitié plastique; jamais de traces de suppurations diffuses, ni dans le tissu cellulaire, ni dans les gaînes tendineuses. Des fractures, avec plaies communiquantes (pratiquées sur les membres antérieurs), avec suture et alcool, ont guéri rapidement avec peu ou point de suppuration » (1).

Il est vrai qu'on ne peut conclure de ces expériences favorables à ce qui se passerait chez l'homme. Mais rapprochées des faits cliniques qui prouvent l'innocuité et les avantages de l'alcool sur les surfaces saignantes en général, elles peuvent légitimer l'usage qui en serait fait à l'occasion.

3° *Plaies par armes à feu*. Notre inexpérience est la même pour ce genre de plaies. M. Batailhé a également fait à ce sujet quelques expériences ; mais les dégâts étaient tels que les animaux mouraient bientôt de souffrance. Après avoir débridé la plaie, il la pansait simplement avec l'alcool pur. Chaque fois que les sujets ont survécu quelques jours, il n'a trouvé dans le membre blessé qu'une cavité circonscrite par une sorte de fausse membrane; jamais de suppuration diffuse. A défaut d'observation personnelle et de résultats d'expériences bien confirmatifs, nous pouvons nous appuyer sur la pratique qu'Ambroise Paré inaugura au siége de Rouen, et qui est exposée dans notre premier chapitre.

(1) Batailhé. *De l'emploi des alcooliques en chirurgie*, page 8.

4° *Plaie des séreuses*. Nous n'avons eu qu'une fois l'occasion d'employer l'alcool en pansement sur une plaie de la séreuse abdominale, mais nous n'en sommes venus là qu'après que des accidents graves s'étaient déclarés. Un fragment d'épiploon resté au dehors était sphacélé et la plaie laissait écouler un liquide sanieux. L'alcool la désinfecta rapidement, mais les accidents n'en continuaient pas moins, et le malade succomba à une péritonite. Nous ne doutons pas que le pansement alcoolique employé dès le début n'eût empêché cette terminaison en s'opposant à la production de ce liquide sanieux qui avait amené l'inflammation du péritoine.

On pourra objecter que l'alcool lui-même, mis en contact avec les séreuses, peut faire développer une inflammation. A cela nous répondrons par des expériences de M. Batailhé. Elles ont été faites sur des lapins dont le péritoine est peut-être plus sensible que celui de l'homme. « Les plaies pénétrantes simples de l'abdomen ont toutes guéri, dans vingt-quatre ou trente-six heures, par réunion immédiate (suture enchevillée entrecoupée d'alcool).

Dans les plaies pénétrantes simples de poitrine (avec pénétration de l'air dans la plèvre), même traitement, même résultat. Nous n'avons opéré, ni sur les poumons, ni sur le péricarde, ni sur le cœur.

Nous avons fait des plaies intestinales, longitudinales, transversales, obliques (suture Jobert, alcool, réunion des parois abdominales par suture enchevillée et entortillée). Toutes les fois que la suture a été bien faite, qu'il n'y a pas eu d'épanchement de matières fécales, guérison. Quand il y a eu épanchement, sur le point où les lèvres de la plaie étaient coaptées, il y avait des adhérences entre les lèvres de la plaie intestinale et la paroi abdominale.

Nous avons fait des plaies simples du foie, nous l'avons écrasé entre nos doigts (alcool dans la plaie du foie, suture de la paroi abdominale, alcool ; — guérison sans accidents). Nous n'oserions pas dire pour cela qu'on doive toujours attendre de pareils résultats, surtout chez l'homme. Mais dans les cas moins favorables, l'alcool serait encore utile par son action hémostatique, et en déterminant des adhérences immédiates entre le péritoine pariétal et le péritoine hépatique, et s'opposant par conséquent à la péritonite. »

A l'appui de l'action innocente de l'alcool sur les séreuses, nous citerons la pratique de M. Laugier pour la cure de l'hydrocèle. Ce professeur, après avoir vidé la poche, injecte de l'alcool pur ; je ne sache pas qu'il ait jamais éprouvé quelque accident et que ses résultats soient moins beaux que par la méthode ordinaire. Ne pourrait-on pas se demander, en face de pareils faits, si toutes les propriétés reconnues dans ces derniers temps à la teinture d'iode ne devraient pas être rapportées à l'alcool plutôt qu'au métalloïde. C'est une simple question que nous posons, sans nous permettre de la résoudre, faute d'éléments. Longtemps on a injecté du vin pour la cure de l'hydrocèle, longtemps on a eu des succès avec ce liquide, dont la partie active était certainement l'alcool. M. Laugier, en injectant ce dernier liquide, a suivi la tradition, tout en donnant à l'ancienne méthode plus d'énergie et de certitude.

5° *Plaies empoisonnées.* — Depuis le début de nos
études, il nous est arrivé souvent de voir employer et
d'employer nous-même l'eau-de-vie en topique sur
les piqûres anatomiques, alors que la succion et le
lavage à grande eau en avaient entraîné autant que
possible le liquide virulent. Est-ce le hasard, ou l'efficacité des moyens ? Aucun des cas dont nous avons
été témoin, n'a été suivi d'accidents. L'eau-de-vie
était d'ailleurs conseillée longtemps avant l'ammonia-
que contre les plaies empoisonnées. Ambroise Paré,
étant à Montpellier, fut mordu par une vipère. Après
avoir bien fait saigner la morsure, en appliquant une
ligature au-dessus, il se pansa avec l'eau-de-vie tenant
en dissolution de la thériaque. Il n'eut aucune suite
fâcheuse. L'alcool aurait-il une action désorganisa-
trice sur les veines, ou bien, en coagulant le sang à
l'orifice des vaisseaux ouverts dans la plaie, s'opposerait-il à l'absorption ? Ce sont deux questions à étudier et que nous ne pouvons résoudre en ce moment.

CHAPITRE IV

DE L'ACTION DE L'ALCOOL SUR LES SURFACES SUPPURANTES.

Jusqu'ici nous n'avons étudié que des plaies pansées avec l'alcool depuis leur début jusqu'au moment
de leur cicatrisation. Mais il nous est souvent arrivé
d'employer ce topique sur des surfaces suppurantes
ou sur le point de le devenir, alors que quelque condition défavorable avait besoin d'être combattue. Or
nous avons constaté une action vraiment utile : A, pour
faire disparaître la mauvaise odeur des plaies ré-

centes et leur donner un bon aspect ; B, pour diminuer l'abondance de la suppuration dans des décollements étendus ; C, pour déterger et modifier certaines
plaies à marche lente et des ulcères atoniques. Examinons successivement chacune de ces propositions.

A. Les plaies de la face qui doivent suppurer, soit
qu'un accident les ait produites, soit qu'elles provien-
nent de l'enlèvement de quelque lambeau autoplas-
tique, sont de celles qui se trouvent bien de l'action
désinfectante de l'alcool. Les plaies voisines des orifices des narines ou de la bouche ne tardent pas, sous
l'influence du pansement simple ou à l'eau froide, de
laisser écouler des liquides de mauvaise odeur. On
comprend combien le malade doit en souffrir. L'application de l'alcool fréquemment renouvelée, dans
les vingt-quatre heures, a toujours remédié à cet in-
convénient, en diminuant la quantité de pus et en
faisant disparaître la fétidité. Chaque fois que, par
des dispositions particulières et inévitables, le liquide
des plaies se trouve versé dans la bouche, s'il devient
trop abondant ou fétide, le malade ne tarde pas à se
trouver sous le coup d'une intoxication. Des lavages
fréquents à l'alcool, et, quand la chose était possible,
son application permanente sur la plaie ont rapidement fait disparaître les accidents qui commençaient
à se déclarer.

Chaque fois qu'une plaie, pansée simplement ou
par des cataplasmes, avait pris mauvais aspect, que les
bourgeons charnus, pâles et blafards, ne laissaient
échapper qu'une suppuration demi-séreuse, nous
avons eu recours au pansement par les alcooliques.

Jamais le résultat désiré ne s'est fait attendre. Bientôt les bourgeons semblaient se rétracter en même temps qu'ils prenaient une belle couleur rosée. La suppuration, tout en diminuant de quantité, redevenait de bonne nature. Du reste, en pareil cas, tous les chirurgiens ont coutume d'employer le vin aromatique, un des remèdes de la vieille thérapeutique. Celui-ci agit tout comme l'alcool, mais avec moins d'énergie et d'efficacité. Les malades opérées de tumeurs volumineuses du sein ont à la suite de vastes plaies à cicatriser. Dès les premiers jours elles se plaignent de la mauvaise odeur qui s'exhale de leurs pièces de pansement. Il nous a toujours été facile de les soustraire à ce supplice, souvent intolérable. Voici d'ailleurs quelques faits qui viennent prouver l'excellence des moyens employés.

OBSERVATION VII.

Tumeur encéphaloïde du sein droit; ablation avec perte de substance de la peau. Pansement alcoolique.

Le 27 février, l'opération est pratiquée. La plaie qui en résulte est obliquement étendue du milieu du creux de l'aisselle droite vers le mamelon. La partie de peau malade étant enlevée, il en existe encore un vaste lambeau au-dessous de l'incision première, par suite de la dissection de la tumeur. On le réunit à la lèvre supérieure de la plaie. Celle-ci se trouve fermée dans ses deux tiers supérieurs par la suture; dans son tiers inférieur existe une surface saignante de 3 à 4 centimètres en tous sens. Il résulte de cette disposition qu'un cul-de-sac assez grand existe au-dessous du lambeau. Une compression légère est pratiquée en ce point, et la plaie est pansée simplement.

Le soir de l'opération, le pouls est calme; quelques douleurs dans le bras droit sur le trajet des nerfs; douleurs pulsatives au niveau de la plaie. — Bouillon, potage, vin.

Le 28. Il y a eu une légère hémorrhagie; un peu de sang et beaucoup de sérosité de mauvaise odeur imprègnent les pièces du pansement; pas de fièvre. — Une portion, vin.

Le 1er mars. La fièvre n'a point paru, l'appétit est conservé, mais la malade se plaint de la mauvaise odeur de sa plaie. Les pièces du pansement sont en effet imbibées de sérosité à odeur fétide; la plaie est réunie dans la moitié supérieure; mais, après avoir enlevé les points de suture, les bords s'écartent inférieurement en ce point; ils sont tuméfiés, ainsi que le pourtour de la plaie à ciel ouvert. Le fond de celle-ci est recouvert d'une couche pultacée et grisâtre. En pressant contre le lambeau inférieur, on fait sortir un liquide séro-purulent sentant très-mauvais. On pratique une injection d'alcool camphré sous le lambeau, et sur toute la plaie est appliqué un gâteau de charpie imbibé du même liquide.

Le 2. L'odeur fétide a disparu, et la matière grisâtre du fond de la plaie se détache et laisse voir une belle coloration rosée. Les lèvres ne sont plus tuméfiées, pas de fièvre; la malade a bon appétit et se tient assise toute la journée sur son lit; l'application de l'alcool fait éprouver quelques cuissons, mais très-peu vives et passagères.

Du 3 au 6 mars. Le pansement est fait deux fois le jour, ainsi que les injections au-dessous du lambeau. Les bourgeons charnus apparaissent sur les bords et dans le fond de la plaie, et la suppuration est peu abondante.

Le 14. La marche de la plaie est très-régulière; sous l'influence des mêmes, soins le lambeau inférieur est recollé, et il ne reste à cicatriser que la partie non réunie de la plaie. Celle-ci, recouverte de beaux bourgeons charnus, mais mal disposée par sa forme presque arrondie à une cicatrisation rapide, ne fut guérie que le 6 avril, jour où la malade sort de l'hôpital.

Plusieurs fois nous avons eu ainsi l'occasion de modifier salutairement, dès le 3me ou le 4me jour, certaines plaies dont l'aspect était mauvais ou l'odeur fétide. Ce moyen nous a été surtout précieux pour un homme à qui on avait extirpé une tumeur de la parotide avec une partie du maxillaire inférieur. La vaste cavité résultant de cette opération communiquait avec la bouche. Dès le 3ᵉ jour, le malade se plaignait de l'odeur infecte des liquides qui étaient versés sans cesse dans la cavité buccale. Une inflammation assez vive s'était emparée des parties voisines de la plaie, la fièvre était intense, l'appétit nul ; on essaya des applications de coaltar saponiné, dont l'odeur parut plus mauvaise au malade que celle qu'on voulait combattre. Conseillé par M. Germe, un externe du service, qui avait vu la pratique de M. Lestocquoy, à Arras, nous remplîmes cette cavité avec de la charpie imbibée d'alcool pur. A partir de ce moment, les accidents s'amendèrent, la décomposition putride des liquides n'eut plus lieu, et la plaie se cicatrisa sans accidents. Ce fut là un des premiers cas où l'alcool fut employé.

Le Dʳ Lecœur, de Caen, rapporte un cas à peu près semblable pour la rapidité de la modification obtenue.

OBSERVATION VIII.

Un homme avait eu l'index droit écrasé par une pierre volumineuse qu'il voulait soulever et qui retomba sur le doigt ; toutes les parties molles étaient dilacérées, les os dépouillés mais intacts, ainsi que les articulations des phalanges ; la gaîne des tendons fléchisseurs déchirée en plusieurs points ; les vaisseaux donnaient abondamment. C'était un cas à amputation immédiate, tant le délabrement était considérable. Néanmoins je lavai et fis baigner à l'eau fraîche pour inonder la plaie et arrêter l'hémorrhagie ; je rapprochai le moins mal que je pus les lambeaux, en recouvris les surfaces osseuses, le tout maintenu avec une petite bandelette de linge disposé en spirale, et poussai avec de la charpie imbibée d'eau fraîche, en recommandant de renouveler fréquemment l'imbibition.

A deux jours de là, le doigt exhalait une odeur fétide; la plaie était blafarde, grisâtre, ichoreuse; le sphacèle menaçait d'envahir l'organe en entier. Je n'hésitai pas à substituer à la charpie mouillée d'eau de la charpie fortement imbibée d'élixir de longue vie de Lelièvre (teinture alcoolique d'aloès). — Pansement matin et soir; amendement de la plaie dès le lendemain; guérison rapide sans accidents ni difformité en peu de jours.

B. Dans les décollements étendus de la peau, dans les fusées purulentes profondes, où la suppuration, sans être de mauvaise nature, épuise le malade par son abondance et sa durée, les injections et les pansements alcooliques sont de la plus grande utilité. Avec eux nous avons été témoin de succès qu'il n'était pas permis d'espérer par tout autre moyen. Ils préviennent en effet la décomposition du pus, tarissent sa sécrétion en peu de temps, ou du moins la diminuent considérablement, et favorisent le recollement des clapiers. Il va sans dire que l'on doit faire des ouvertures assez larges et bien placées pour l'écoulement des liquides. Les tubes à drainage de M. Chassaignac sont aussi très-avantageusement employés dans ces cas. Outre qu'ils favorisent la sortie du pus, ils permettent de faire pénétrer l'injection d'alcool dans toute l'étendue du foyer. M. Nélaton a pour pratique de passer ces tubes dans des incisions assez larges préalablement faites. De cette façon, on est plus assuré de tenir le foyer toujours vide que si on a seulement perforé la peau avec un trocart, comme le fait M. Chassaignac. Le tube remplit l'office d'un séton pour empêcher l'union des bords de l'ouverture cutanée, et c'est par celle-ci plutôt que par le tube lui-même que s'écoule le pus.

Les injections sont faites avec de l'alcool pur à 20 degrés environ, le matin et le soir, si l'état du malade et l'abondance de la suppuration le rendent nécessaire. La crainte d'augmenter la réaction inflammatoire ne doit pas empêcher de se livrer à cette pratique. Jamais nous n'avons vu le mouvement fébrile s'augmenter sous son influence.

Il est important que le liquide atteigne bien toutes les parties du foyer. On est sûr que ce résultat est atteint, alors que l'injection étant faite par une des ouvertures, elle sort en jet par toutes les autres. Pour maintenir l'alcool en contact avec les parois du foyer, on fait boucher par des aides toutes les ouvertures, à part celle par où on le fait pénétrer. Après dix minutes ou un quart d'heure au plus, on le laisse s'écouler.

La douleur qui suit cette opération est peu vive et dure peu de temps. Dans les foyers sous-cutanés elle est plus accusée que dans les foyers profonds, mais jamais assez pour qu'on puisse craindre de recourir à ce moyen.

Les modifications que l'on doit attendre s'observent d'ordinaire après quatre ou cinq injections dans les foyers très-étendus, mais dans les petits une ou deux suffisent pour produire un résultat favorable. Dans les phlegmons diffus sous-cutanés en suppuration, on ne peut espérer un recollement rapide que si les lambeaux de tissu cellulaire mortifié sont éliminés. Mais quoiqu'on ne soit point arrivé à cette période, dès que les incisions sont faites, on doit employer l'alcool, car on modère ainsi la formation du pus, on le conserve sans odeur, et on empêche le foyer de s'étendre plus loin. L'intensité inflammatoire préexistante ne doit point empêcher cette pratique; jamais elle n'est augmentée, elle décroît plutôt. D'ailleurs il faut la combattre par les moyens habituels : cataplasmes, bains, etc.

OBSERVATION IX.

Un homme de 38 ans, laitier, est apporté à l'hôpital des Cliniques dans la nuit du 16 au 17 octobre 1864. Étant ivre, une voiture l'avait renversé, et sa jambe gauche, prise sous les roues, avait été broyée de manière à rendre tout espoir de conservation impossible. Nous avions en effet une large plaie, un os brisé en plusieurs fragments, des muscles isolés et la peau fortement contuse et soulevée par un épanchement de sang dans presque toute l'étendue de la jambe. Outre ces lésions si graves, toute la face externe de la cuisse ayant été également contusionnée par la roue, présentait une vaste ecchymose et de légères excoriations. La peau, tendue en tous ces points, paraissait recouvrir un épanchement de sang étendu depuis le genou jusqu'à la fesse, mais borné à la partie externe du membre. En face de lésions pareilles et malgré le décollement probable de la peau dans toutes les parties contuses, M. Houel se décida à faire l'amputation de la jambe au lieu d'élection. Les lambeaux de la peau qu'il devait obtenir étaient, il est vrai, soulevés par un épanchement de sang et leur vitalité douteuse ; mais, comme il s'agissait d'une amputation de cuisse très-élevée et même d'une désarticulation, si l'on voulait avoir des parties non contusionnées, il s'arrêta à son premier parti. D'ailleurs l'alcool nous avait donné de si beaux résultats dans toutes nos plaies que dans ce cas encore il nous était permis d'espérer. Le malade est fort et robuste, habitué à beaucoup boire de vin ou de l'eau-de-vie.

Le 17 octobre, l'amputation est faite au point indiqué. Comme on l'avait supposé, la peau du moignon est décollée et recouvre un épanchement de sang mince et diffus en avant, en dehors et en arrière de la jambe. En dedans, elle adhère encore aux parties molles. L'opération terminée, un tampon de charpie imbibé d'alcool camphré est appliqué sur la surface saignante, alors qu'on a mollement réuni la manchette de peau au moyen de deux bandelettes. Le malade, encore plongé au moment de l'opération dans un état d'hébétude alcoolique, n'a pas été chloroformé.

Le soir, réaction peu vive. L'ivresse a complétement disparu. — Bouillons et potages dans la journée.

Le 18. Nuit légèrement agitée, peu de sommeil, peau chaude. La plaie est remplie de quelques caillots de sang noirâtre. La peau des lèvres de la plaie est blafarde et insensible aux piqûres. Une grande partie est destinée à tomber en gangrène. — Même pansement, même prescription.

Le 20. L'état général se maintient assez bon. Peu de réaction fébrile, 96 à 100 pulsations. L'épiderme de la peau s'enlève, et en plusieurs points le sphacèle est évident. Un liquide séro-sanguinolent mêlé de pus s'écoule de la plaie; son odeur est fétide, malgré l'emploi de l'alcool. — Même pansement. Potage, côtelette, vin.

Le 23. La mauvaise odeur de la plaie persiste, la suppuration est franchement établie. Elle est très-abondante et sanieuse, fétide. La plus grande quantité de pus provient de parties voisines ou la peau est décollée. En comprimant la cuisse de haut en bas, on fait sortir du pus et des caillots de sang en détritus. La fièvre est vive, aspect typhoïde très-marqué. Cependant le malade prend encore quelques aliments.

Les lambeaux de peau du moignon sphacelés prennent une teinte brunâtre caractéristique; ils s'étendent en avant et en dehors à 7 centimètres au-dessus du point amputé.

Une contr'ouverture est faite à la partie externe de la cuisse à 15 centimètres au-dessus du genou. — On continue le pansement. Régime tonique et nourrissant.

Du 24 au 28, la fièvre a persisté toujours aussi intense,

ainsi que l'aspect typhoïde. La suppuration qui s'écoule par la plaie et la contr'ouverture est sanieuse et d'une fétidité telle qu'on est forcé de mettre le malade à part dans une salle. Une longue sonde métallique est introduite par l'incision pratiquée à la cuisse, dirigée en haut ; elle n'atteint pas le fond du décollement. Guidé par cette sonde, on fait plusieurs contr'ouvertures à la peau qui recouvre ce vaste foyer, dont la dernière est de 5 à 6 centimètres au-dessus du pli fessier. Trois tubes à drainage passés d'une ouverture à l'autre, chaque tube embrassant deux ouvertures séparées par un pont cutané, assurent le libre écoulement du pus. On fait un lavage complet dans le foyer aussitôt qu'on l'a bien vidé. Quelques lambeaux de tissu cellulaire mortifiés sont restés. Sur chaque ouverture on applique un tampon de charpie imbibé d'alcool.

La plaie suppure très-peu, les bourgeons charnus apparaissent rosés et petits ; les eschares commencent à se séparer. — Même régime.

Le 29. Le malade a mieux dormi cette nuit. La suppuration est moins fétide. Pouls, 100 à 104. — Même pansement. Un litre d'alcool est entièrement employé.

Le 30 octobre. La suppuration, toujours très-abondante, n'est plus sanieuse, peu fétide et bien liée. Le pus entraîne des lambeaux de tissu cellulaire. Une injection d'alcool pur est faite ; elle est facilement supportée et n'occasionne que de légères douleurs. Les eschares de la peau sont presque détachées. Les os de la jambe sont à nu au milieu d'une plaie bourgeonnante de bon aspect.

Pendant quinze jours consécutifs, pareil pansement fut fait, d'abord deux fois le jour, puis une fois. La suppuration perdit toute odeur et diminua à tel point que le 15 novembre le pus écoulé par chaque ouverture pouvait être évalué à une cuillerée à bouche. Le malade a rapidement repris l'appétit. Les eschares du moignon étaient tombées le 8 novembre. Nous avions ainsi une plaie bourgeonnante étendue en arrière jusqu'au creux poplité, en dehors et en avant, jusque près de l'article. La cicatrice devait en être très-longue. Les tubes à drainage ne furent enlevés que le 10 décembre. On les remplaça pendant quelque temps par des sétons filiformes. La guérison complète du moignon n'eut lieu que le 25 mars 1864. Aucun accident n'avait troublé la marche régulière des plaies, constamment pansées à l'alcool camphré pur.

L'étendue du décollement de la cuisse aurait pu faire craindre le spacèle de la peau. La suite de l'événement prouva que pareille crainte était mal fondée. Dans ces cas, la gangrène a lieu, comme on le sait, par suppression de la circulation. Ce fait nous remet en mémoire cette pratique qu'avaient certains chirurgiens des XVIIe et XVIIIe siècles d'envelopper les membres de compresses imprégnées de liqueurs alcooliques chaudes, après la ligature de l'artère principale. Ils prétendaient ainsi s'opposer au spacèle qui aurait pu résulter de la suspension brusque de la circulation (1).

Quoi qu'il en soit de l'utilité de cette pratique, tout le monde conviendra de l'avantage que le pansement alcoolique a procuré au malade de l'observation précédente.

Dans un autre cas, le décollement était encore plus étendu à la suite d'un phlegmon diffus qui avait occupé tout le membre inférieur gauche. Pareil résultat a été obtenu au moment où le malade paraissait au-dessus de toute ressource. Des fusées purulentes de la couche profonde de l'avant-bras survenues à la suite d'une plaie du pouce ont été rapidement taries dès le moment où on a injecté l'alcool.

M. Lestocquoy, le chirurgien d'Arras, renouvelant la pratique d'Ambroise Paré, a injecté l'alcool dans

(1) Dionis, p. 707 du *Cours d'opérations.*

la plaie, alors que celle-ci renfermait un épanchement purulent. L'observation suivante, rapportée dans la thèse d'un de nos amis, le docteur Germe, prouve l'avantage et l'innocuité de ce moyen :

OBSERVATION X.

Le nommé V...., âgé de 34 ans, tombe sur le côté droit, le 16 août 1862, en portant un sac de grain. Immédiatement il éprouve, au niveau du point contusionné, une douleur vive qui ne tarde pas à être suivie d'une gêne de la respiration. Le 30 août, il entre à l'hôpital. A son arrivée, on constate, outre une ascite, une matité complète indiquant un épanchement du côté droit de la poitrine; fractures des cinquièmes, sixième et septième côtes, à l'union des deux tiers postérieurs avec le tiers antérieur, et abcès au niveau des fractures. Le lendemain, M. Lestocquoy ouvrit l'abcès et donna issue à une quantité considérable de pus; en même temps il retirait une portion de côte de 5 centimètres d'étendue. Ce pus venait de la poitrine : sa quantité, sa sortie rapide au moment de l'expiration et la diminution de la matité après l'écoulement, ne pouvaient laisser aucun doute à cet égard. Appliquant dans ce cas le traitement qu'il emploie depuis longtemps dans toute surface suppurante et avec le plus beau succès, M. Lestocquoy fit dans la cavité pleurale des injections d'alcool camphré. Les jours suivants, le même pansement fut répété plusieurs fois dans la journée, et, au bout d'un mois environ, l'ouverture de l'abcès fut complétement fermée. Le malade, atteint d'albuminerie, guérit heureusement (1).

L'alcool, avons-nous dit, hâte l'adhérence des bourgeons charnus entre eux. Quand on a affaire à un foyer profond, il faut prendre garde que l'adhérence de l'ouverture extérieure ne se fasse avant celle du fond. On pourrait ainsi donner lieu à des accidents,

(1) Germe, *de l'Albuminerie*, p. 98 (thèses de 1864).

dus à le rétention du pus. C'est ce qui nous est arrivé une fois ; le décollement des bords de l'ouverture mit fin à tous les phénomènes. Mais il peut arriver des cas où il soit bon de hâter cette adhérence, tel est le cas de toutes les plaies qu'on veut réunir par seconde intention. Le fait suivant en est un exemple.

OBSERVATION XI.

Une femme vint, au mois de novembre, réclamer les soins de M. Nélaton pour une plaie de la lèvre inférieure. Celle-ci avait été produite douze jours auparavant par une chute. Elle siégeait à gauche de la ligne médiane et occupait toute la hauteur de la lèvre. Les bords, assez irréguliers, étaient recouverts de croûtes et de pus desséché. Deux fois la suture avait été tentée, et chaque fois, soit indocilité de la malade, soit toute autre cause, la réunion avait échoué. La plaie, bien nettoyée, présentait des bourgeons charnus très-pâles et presque secs M. Nélaton nous conseilla de les aviver avec le bistouri et de pratiquer une nouvelle suture. Nous lui demandâmes l'autorisation de tenter encore la réunion sans opération préalable. Les bords, bien lavés d'alcool furent réunis par quatre points, et sur la suture fut constamment maintenu un pansement imbibé de ce liquide. Cinq jours après, la réunion était parfaite. Les épingles, malgré la durée de leur séjour dans les tissus, n'avaient produit aucune trace d'inflammation.

C. Les ulcères sordides des jambes, les cancers ulcérés du sein, nous ont fourni l'occasion de constater nombre de fois les propriétés mondificatives de l'alcool. Sous son influence, la sanie des ulcères diminuait, le bourgeonnement, nul ou de mauvais aspect, reprenait avec vigueur, et une cicatrisation s'ensuivait. Dans les cancers ulcérés, nous avons noté une amélioration passagère, mais qui n'en avait pas moins son importance. Les douleurs diminuaient quelquefois, mais surtout la mauvaise odeur disparaissait. Le laudanum ajouté à l'alcool nous a paru lui communiquer son action sédative.

Dans trois cas, nous avons essayé l'alcool sur des chancres mous, dont l'un était phagédénique ; nous nous en sommes bien trouvé. Nous en dirons autant de son application sur les ulcérations du col de l'utérus. Dans les deux faits où nous nous sommes servi de ce moyen, nous avons vu une heureuse modification s'ensuivre. Depuis 1833, l'un de nos maîtres, M. Gibert, fait usage, dans le traitement des ulcérations du col, d'injections d'alcool tannique étendu d'eau. Bien souvent, durant notre internat à St-Louis, nous avons pu juger des bons effets de cet agent, employé de cette manière. Nous pensons qu'il serait beaucoup plus actif si, comme dans nos deux cas, on l'employait pur et on l'appliquait directement sur le col au moyen d'un tampon de charpie ou de ouate.

Nous ne saurions mieux terminer ce chapitre qu'en citant textuellement les quelques lignes où M. Lestocquoy expose les résultats de sa pratique des pansements alcooliques. Le temps pendant lequel il a appliqué cette méthode et le vaste théâtre où il a pu faire ses observations donnent beaucoup de prix à l'opinion d'un homme aussi distingué. Ces lignes, qu'il a bien voulu m'envoyer, sont en partie extraites d'un mémoire inédit qu'il a déposé à l'Académie de médecine.

« On a pu remarquer avec quelle hardiesse j'ai parlé de l'emploi de l'alcool dans le traitement des plaies compliquées de pourriture, et l'on pourrait me demander si cet agent, qui *a priori* paraît assez énergique, est en réalité tout à fait innocent, et si par exemple, employé sur une plaie à l'état normal, il ne pourrait pas l'enflammer? C'était en effet et ma crainte et ma préoccupation lorsqu'il y a douze ans j'employai pour la première fois l'alcool dans le traitement des plaies affectées de pourriture, et pendant plusieurs années je m'attachai à ne l'employer que dans des cas de ce genre bien constatés. Plus tard, enhardi par l'innocuité apparente de cet agent, j'en étendis l'emploi aux cas douteux, c'est-à-dire que j'en fis usage toutes les fois qu'une plaie me paraissait prendre un aspect tant soit peu louche. Rassuré de plus en plus par les résultats, je ne craignis pas de l'employer immédiatement après les opérations toutes les fois que les chairs, par suite de contusion, de lacération, etc., ne me paraissaient pas tout à fait dans un état satisfaisant pour l'évolution ultérieure du phénomène qui devait amener la guérison. Enfin, depuis plusieurs années, je l'emploie sans crainte, à peu près indifféremment, dans les divers cas de plaie récente, et toujours sans accidents inflammatoires, toujours avec la satisfaction de voir les plaies ou rester belles ou s'embellir.

« Je vais plus loin, et je dis que, même sur une plaie enflammée, on peut l'employer sans craindre d'augmenter l'inflammation; mais je me hâte d'ajouter que, dans le cas de phlegmon diffus *déclaré*, l'emploi de l'alcool est insuffisant et qu'il est nécessaire d'avoir recours à tout autre moyen.

« Et puisque je me trouve amené à exposer ici le

fréquent emploi que je fais de l'alcool dans le pansement des plaies, qu'il me soit permis d'exprimer la
vive satisfaction que j'ai éprouvée en lisant, il y a
quelques jours un mémoire de MM. Batailhé et Guillet
intitulé : *de l'Alcool et des composés alcooliques en
chirurgie*. J'unis ma voix à la leur pour proclamer les
avantages qu'on peut en retirer, et puisqu'ils paraissaient redouter qu'avant de leur accorder créance on
ne demande et on n'exige des faits cliniques, je me
permettrai de faire remarquer qu'en exposant tout à
l'heure les résultats d'une pratique de douze années,
ce n'était pas de ma pratique civile que je voulais
parler, mais d'une pratique dans un établissement
public comme chirurgien en chef de l'hospice civil et
professeur de clinique à l'École de médecine d'Arras,
c'est-à-dire au grand jour et en présence de tous les
élèves et des autres médecins de l'établissement. Ce
serait donc une masse de faits qu'il me serait en réalité possible d'apporter pour contingent à l'appui de
leurs expériences. »

CHAPITRE V.

L'inflammation, l'érysipèle, la pourriture d'hôpital
et l'infection purulente, sont les accidents les plus ordinaires et les plus redoutables. Nous allons essayer
de prouver que le pansement alcoolique jouit d'une
efficacité réelle pour les prévenir ou les combattre.
Pour cela, nous nous baserons sur les observations
cliniques et sur l'interprétation du mode d'action des
alcools sur les tissus vivants.

1° *Inflammations.* — Toutes nos plaies, réunies immédiatement ou secondairement, quels que fussent
leur forme, leur siége et leurs complications, ne nous
ont présenté que des phénomènes inflammatoires
nuls ou peu tranchés. Les bords, habituellement tuméfiés et douloureux durant les premiers jours par le
pansement simple, sont toujours restés souples et à
l'abri de gonflement trop considérable. Bien plus,
nous avons vu plusieurs fois, sous l'influence de l'alcool employé vers le troisième ou quatrième jour
d'une plaie, l'inflammation déjà développée disparaître très-rapidement. Dans le cas qui fait le sujet de
notre observation 4, les lèvres de la plaie ont été le
siége d'un phlegmon sous-cutané terminé par suppu-

ration. Mais sa marche a été bénigne et l'abcès qui l'a suivi a rapidement cédé aux injections alcooliquees malgré la gravité du traumatisme qui l'avait produit. Dans les décollements de peau, l'inflammation a également disparu dès le moment où l'alcool a été employé. Nous ne l'avons pas cependant essayé dans les cas où une inflammation étendue a acquis son summum d'intensité. M. Lestocquoy a eu la hardiesse de s'en servir sur des phlegmons diffus ou circonscrits, alors que le pus n'était pas encore formé. Il avait soin de faire de larges incisions préalables sur les parties enflammées, et par ces deux moyens combinés il a vu souvent la résolution s'ensuivre. Comment comprendre l'action antiphlogistique de l'alcool? Si l'on vient à appliquer un tampon de charpie imbibée de ce liquide sur une partie de peau naturellement injectée, celle-ci ne tardera pas à pâlir. Si l'action dure un ou deux jours, l'épiderme se soulève et renferme au-dessous de lui, dans quelques cas, un peu de sérosité. La surface du derme dénudée en ce point a un aspect pâle. Il semble dès lors que l'alcool ait eu une action sur les parois des capillaires sanguins, de manière à les contracter fortement et chasser ainsi le sang qu'ils contiennent. Or on sait que la stase du sang dans les capillaires est un des premiers phénomènes locaux de l'inflammation. L'alcool, en rétrécissant ces vaisseaux et en leur donnant une tonicité plus grande, ne s'opposerait-il pas ainsi à l'inflammation?

Quoi qu'il en soit de la valeur de la théorie, les faits restent. Toutefois nous n'oserions conseiller l'application de l'alcool à un certain degré d'inflammation sans recourir à l'incision. Il doit y avoir un moment où l'atonie des capillaires résiste à tous les excitants, et, dans ce cas, chercher à surmonter cette atonie serait au moins inutile, sinon nuisible.

2° *Érysipèle.* Durant toute l'année dernière nous n'avons eu à constater que deux seuls cas d'érysipèle parmi nos opérés pansés à l'alcool : l'un à la suite d'une ablation du sein, l'autre après l'extirpation d'un lipome du dos. Quoique tous les deux aient eu une marche ambulante, il ne se sont pas accompagnés des symptômes graves que l'on constate en pareil cas. Cette année, où la même pratique de pansement a été rigoureusement suivie, les quelques érysipèles qu'il y a eu ont été également remarquables par leur bénignité.

Ceci est-il dû au bon état où les plaies ont été maintenues ? L'alcool a-t-il été pour quelque chose dans ces terminaisons heureuses ? Nous ne voudrions pas répondre trop affirmativement, faute de preuves suffisantes, mais notre croyance est en faveur de cette idée. Nous avons vu en effet plusieurs fois M. Nélaton faire appliquer l'alcool sur des érysipèles, et bientôt par cette influence la peau pâlissait, et la marche du mal était certainement moins active.

3° *Pourriture d'hôpital.* Nos plaies ne nous ont présenté aucun cas de cette complication. Ceci ne suffit pas pour établir l'action préventive du topique; mais, quant à son action curative, elle ne pourra pas être mise en doute après qu'on aura lu l'observation suivante, que nous devons à M. Lestocquoy.

OBSERVATION XII.

X....., de Frévent, 52 ans, valet de charrue, conduisant une lourde voiture chargée de 45 hectolitres de charbon, avait, dans une chute malheureuse, eu les deux jambes prises sous les roues et horriblement mutilées. Il était seul, l'accident était arrivé à une heure avancée de la soirée, et malgré son état il dut passer la nuit tout entière, une nuit de fin novembre, exposé à une pluie mêlée de verglas. Recueilli le matin sur la route, il fut dans la journée dirigé vers l'hospice d'Arras. Des deux jambes broyées, la gauche, quoique affectée de fracture avec esquilles et compliquée de plaie, paraissait pouvoir être conservée; l'état de l'autre ne laissant aucun espoir, l'amputation fut faite environ 50 heures après l'accident. Bien que je me fusse proposé d'amputer au-dessus de toute plaie, l'état des chairs n'étant rien moins que satisfaisant, néanmoins je m'aperçus après l'opération que le couteau était tombé en plein sur une ulcération cutanée que sa situation à la partie postérieure de la jambe avait dérobé à la vue et qui paraissait plus que douteuse. Sans avoir encore la certitude qu'il s'agissait de la pourriture, j'en émis pourtant l'opinion, en même temps que je manifestai la crainte de voir le mal se répandre sur toute la plaie, inoculée par le couteau qui avait dû se charger du principe contagieux. C'est en effet ce qui eut lieu lors de la levée du premier appareil; la pourriture sévissait sur tout le moignon, et, les jours suivants, le mal sphacélant la peau, disséquant les muscles, ulcérant tous les tissus, remontait bien au-dessus du genou dans l'épaisseur de la cuisse. Je me décidai à amputer celle-ci au tiers supérieur, afin d'éviter de tomber encore sur quelque point malade. Bien qu'immédiatement après l'opération le patient eût été transporté de l'amphithéâtre dans une pièce séparée, bien qu'on l'eût soigneusement lavé et changé de vêtements, bien qu'on n'eût d'ailleurs employé que des instruments qui n'avaient pas encore servi à son usage, néanmoins le mal se reproduisit sur le moignon et avec une fureur croissante. Au milieu de ce désordre extrême de la plaie, ce qui me frappait le plus, c'était l'état général qui ne paraissait pas y participer en rien. Point de fièvre, point de symptômes cérébraux, rien qui indiquât ni la prostration ni l'excitation. J'en conclus que dans la pourriture le mal est purement local, du moins pendant assez longtemps, et qu'un traitement local devait être employé et devait suffire. Peut-être que, si l'amputation au-dessus du mal eût encore été possible, peut-être, hélas! me serais-je décidé à la pratiquer encore; mais heureusement elle était impossible, et c'est alors que j'entrepris de combattre cette pourriture de chair à peu près comme on pourrait le faire d'une pourriture de fruits. Je me mis donc : 1° à réséquer et ôter tout ce qui paraissait mortifié; 2° à laver, nettoyer avec l'alcool camphré, d'abord l'ensemble du moignon, puis les interstices musculaires séparément, cherchant avec soin toutes les traînées que le mal avait établies dans ces interstices, afin d'y faire pénétrer l'alcool, d'abord par injection, puis à l'aide de boulettes de charpie trempées de ce liquide et introduites avec la pince. Enfin je recouvris toute la plaie de plumasseaux, de compresses et de bandes trempées de la même liqueur et devant être arrosées assez souvent pour être toujours humides. Je renouvelai avec le même soin le même pansement deux autres fois dans la même journée, et le lendemain, constatant avec bonheur que le mal ne paraissait plus faire de progrès, je pansai de la même manière et avec la même fréquence. De plus en plus satisfait, les jours suivants je continuai le même traitement jusqu'à ce que la suppuration s'établît, ce qui n'eut lieu que fort tard et après plusieurs semaines.

Mais déjà, sans que je m'en fusse douté, le mal s'était reproduit dans une autre region.

J'ai dit que des deux jambes fracturées, l'une avait paru pouvoir être conservée, bien que la fracture fût compliquée d'esquilles et de plaies. Dans les premiers temps en effet tout marcha de ce côté des plus régulièrement; point d'inflammation, ni à l'intérieur ni à l'extérieur de la jambe. Mais plus tard, alors que les petites plus cutanées, paraissant guéries ou peu s'en faut, l'inspection du membre ne se faisait plus tous les jours, on s'aperçut un matin que, sans accidents locaux ou généraux appréciables la pourriture s'était transportée de ce côté, avait occupé les plaies, établi des traînées de communication dans l'intérieur du membre, dans les muscles, entre les fragments. La peau ne présentait pas moins de sept ulcérations qui n'étaient que les commencements ou les aboutissants de ces traînées dont je parle. Du reste, peu ou pas d'inflammation, pas une goutte de pus, des gaz d'une odeur *sui generis*, un liquide ichoreux baignant un détritus pulpeux, ici grisâtre, là jaune, ailleurs rouge.

Je ne saurais indiquer au juste depuis combien de jours la pourriture existait de ce côté; car, rassuré d'abord par l'état satisfaisant des plaies et leur marche normale, ne voulant pas d'ailleurs, en les pansant en même temps et avec les mêmes instruments que celle de l'autre côte, les exposer à l'action éminemment contagieuse de cette dern ère, j'avais déjà, depuis plusieurs jours, confié au chef de clinique le soin exclusif de les panser et de renouveler l'appareil. Quoi qu'il en soit, enhardi par la modification déjà obtenue de l'autre côté, je me hâtai de mettre en usage les mêmes moyens de traitement; coupant les ponts, incisant aux décollements, agrandissant les ouvertures, réséquant jusqu'à l'intervalle des fragments, vidant, lavant, nettoyant tout, injectant l'alcool à flots et bourrant toutes les anfractuosités de boulettes et de plumasseaux trempés d'abord et ensuite fréquemment arrosés avec le même liquide. Disons de suite que le résultat obtenu fut aussi satisfaisant d'un côté que de l'autre. Et d'abord, à la cuisse amputée, le moignon, devenu très-irrégulier par les brèches que le mal y avait pratiquées dans les premiers jours, largement étalé dans toutes ses déchiquetures, afin de mieux agir sur tous les points, se recouvrit, après environ quinze jours, d'une suppuration de bonne nature et d'une membrane pyogénique de bon aloi, et la cicatrisation s'effectua d'une manière même plus rapide que dans les cas ordinaires. Du côté de la fracture, la suppuration, après avoir tardé également à se produire, se montra également aussi de bonne nature; les chairs bourgeonnèrent convenablement, et si plus tard, après plusieurs mois, il survint encore des accidents, ces accidents furent de nature purement inflammatoire, reconnurent pour cause unique l'évacuation laborieuse ou incomplète des esquilles ou des produits morbides, et cédèrent aux moyens ordinairement employés pour la faciliter.

Enfin les deux membres guérirent parfaitement, l'un après six semaines, l'autre après un peu plus de trois mois.

A côté de ce fait si concluant, mentionnons les beaux succès que M. Hachemberg, chirurgien dans l'armée fédérale, annonce avoir obtenus par l'emploi de l'essence de térébenthine contre le même accident. Il en lave les plaies trois fois par jour, et l'injecte dans les trajets fistuleux sans que la douleur soit aussi vive qu'avec les bromures et le perchlorure de fer, bien que les résultats en soient aussi promptement satisfaisants. Entre l'action de l'alcool et celle de l'essence de térébenthine, il y a une grande analogie. Les anciens les employaient presque toujours associés l'un à l'autre.

4° Infection purulente. C'est une bien grande question que celle-ci; à elle seule elle nécessiterait un long mémoire pour être convenablement traitée. Nous allons seulement exposer sur quelles bases repose l'opinion que l'alcool a contre cet accident une action préventive.

Il est d'abord un fait certain que les chirurgiens de nos jours avaient remarqué depuis longtemps, mais sur lequel M. Batailhé a insisté avec beaucoup de raison : Les anciens chirurgiens observaient très-rarement l'infection purulente, quoique les conditions de salubrité qui entouraient leurs blessés fussent bien inférieures à celles de nos jours. Mais leur mode de pansement était aussi fort différent du nôtre; ils conservaient leurs plaies, comme nous l'avons montré au chapitre Ier de ce travail : d'où on peut justement conclure, ce me semble, que c'est en abandonnant leur méthode que les modernes se sont attiré beaucoup de revers.

Si l'on vient à lire les travaux écrits sur l'infection purulente, on sera frappé tout d'abord que, dans la plupart des cas où on a noté l'état de la plaie au moment du début des accidents, celle-ci présentait un mauvais aspect. Presque toujours les liquides sécrétés à la surface des plaies, pus ou sérosité, avaient quelque caractère anormal.

On a fait des expériences sur les animaux en injectant du pus dans les veines : or, si l'on relève le résultat de ces expériences, on voit que ce liquide étant de bonne nature, non fétide, on a pu le faire pénétrer dans les veines des chiens en expérience et même en quantité considérable sans produire autre chose que quelques troubles circulatoires et nerveux, rarement la mort. Le pus de mauvaise nature ne manque guère d'amener une terminaison mortelle, alors même que les doses employées sont très-faibles.

De ces faits on peut déjà conclure que le pus injecté artificiellement dans le torrent circulatoire d'un animal, agit surtout par sa qualité.

Les liquides normaux, la lymphe, le chyle, le sang n'ont jamais déterminé d'accidents graves. Mais des liquides putrifiés, l'eau des macérations anatomiques, alors même qu'elle était filtrée, la sérosité du pus fétide, etc., ont rapidement produit des phénomènes toxiques et la mort. Dans tous ces cas, on n'a point trouvé d'abcès dans les viscères, mais souvent la rapidité de l'action n'avait point laissé à l'organisme des animaux le temps d'élaborer du pus. Et puis il n'est pas prouvé que tout liquide animal altéré puisse donner lieu à l'infection purulente proprement dite.

Examinons maintenant ce que nous fournit l'observation clinique. Quand l'infection purulente est-elle la plus commune? Alors surtout que l'encombrement des salles de blessés existe, et que l'atmosphère chaude et humide, saturée de miasmes, est éminemment favorable à l'altération du liquide des plaies, pus, sérosité sang. Quelle est l'altération spéciale nécessaire à ces liquides pour donner lieu par leur absoption à l'infection purulente? C'est ce qu'il n'est pas permis de décider; constatons seulement qu'elle est très - probablement nécessaire. Si le pus introduit dans les veines était la seule cause du mal, la gravité des symptômes devrait être en raison directe de la quantité. Or c'est ce que les faits ne démontrent pas. Tel cas presque foudroyant ne montre à l'autopsie que quelque rares traces de pus, tel autre dont la marche a été lente, bénigne, si l'on peut dire, présente des foyers nombreux dans tous les viscères et des veines remplies de pus.

Pourquoi les piqûres anatomiques sont-elles si graves, si ce n'est parce qu'elles introduisent dans notre économie des humeurs altérées? Et ne sait-on pas que l'infection purulente en est la conséquence la plus habituelle dans les cas qui ont une terminaison mortelle?

Les humeurs des corps sains n'ont, avons-nous dit, aucune action toxique ou infectante. Voyez si les bouchers éprouvent quelques accidents à la suite des blessures qu'ils se font en maniant les viandes ? Les équarrisseurs, les tanneurs, les blanchisseurs de linges salis par du pus ou toute autre humeur, présentent de véritables cas de piqûres anatomiques, suivies d'infection purulente ou d'accidents très-graves.

Connaît-on l'exemple d'un chirurgien qui ait succombé à la suite d'une blessure faite en pratiquant une amputation immédiate ? Tandis qu'on en pourrait citer plusieurs qui ont trouvé la mort en donnant des soins à des plaies de mauvaise nature et en s'inoculant le liquide qu'elles sécrétent. Il y a quelques jours nous perdions ainsi un de nos meilleurs collègues d'internat (1).

De ces quelques considérations, qui pourraient recevoir ample développement et de nombreuses preuves, concluons : que l'infection purulente est le plus souvent produite par l'introduction d'humeurs altérées dans l'organisme vivant.

Or, une plaie sur laquelle se forment ces produits septiques, est en même temps pour eux une porte d'entrée largement ouverte. M. Batailhé explique l'action préservatrice de l'alcool contre l'infection purulente par ce fait, qu'il oblitère les vaisseaux veineux ouverts dans la plaie, en y formant un coagulum sanguin, qui s'oppose à l'absorption par cette voie. Cette condition est certainement des plus favorables, mais il me semble que la conservation des liquides à la surface de la plaie ne l'est pas moins.

_____

(1) Ardouin, interne à l'hôpital Necker. Voir son observation dans *l'Union médicale* du 14 juillet 1864.

Si l'infection purulente ne se faisait qu'au moment où les veines sont béantes, l'explication donnée par M. Batailhé serait certainement très-probante; mais l'infection survient aussi, alors que la membrane granuleuse est bien développée et que les ouvertures veineuses ne sont plus ouvertes. L'alcool empêchant la formation du poison ou du virus, l'empoisonnement ou la maladie virulente ne peuvent plus se produire.

Mais le pansement alcoolique agit encore d'une autre manière. Tessier avait remarqué qu'une des conditions les plus favorables au développement de l'infection ou de la diathèse purulente, comme il l'appelle, était l'encombrement des salles de blessés. Pour peu qu'on se soit trouvé dans un de ces endroits, où plusieurs blessés suppurent, on n'aura pas de peine à comprendre combien un pareil séjour doit avoir une action funeste. Chaque malade, comme l'a si bien dit M. Malgaigne, devient un foyer d'infection d'autant plus actif qu'il fournira par ses plaies plus de liquides. Ceux-ci, venant à s'altérer, ne tardent pas à remplir l'atmosphère de miasmes dont les propriétés nuisibles se font bientôt sentir. Un mode de pansement qui, diminuant la quantité de ces liquides, les conserve en même temps à l'abri de toute altération, sera par le fait même le plus sûr conservateur de la pureté atmosphérique des salles.

Tout le monde a pu juger, et peut juger tous les jours, des résultats obtenus dans ce sens à l'hôpital des Cliniques, par l'emploi généralisé du pansement par l'alcool. Les salles si petites, quoique renfermant plusieurs blessés atteints de plaies en suppuration, n'avaient presque aucune odeur. Chaque foyer d'infection, trouvant dans ce mode de pansement un obstacle à la formation de produits septiques, cessait de vicier l'atmosphère ambiante. Aussi le succès des opérations a-t-il été merveilleux, surtout si on le compare aux nombreux revers qui ont décimé à la même époque d'autres hôpitaux en apparence mieux partagés sous le rapport des conditions hygiéniques. Nous citerons Saint-Louis, dont les salles fraîchement réparées et munies de systèmes de ventilation très-complets, n'en ont pas moins été désolées par les érysipèles et l'infection purulente.

Nous terminerons par le résumé statistique des plaies pansées par l'alcool durant l'année dernière et les six premiers mois de l'année actuelle à l'hôpital des Cliniques.

En 1863, nous avons pansé par l'alcool :

Plaies accidentelles, contuses ou non.. 8 — 8 guérisons.
Plaies, suite d'amputations (2 doigts, 2 gr. orteils, 1 jambe, 2 pieds partiellement).................... 7 — 7 —
— d'ablation de tumeurs du sein..... 12 — 12 —
— de fistules à l'anus................ 6 — 6 —
— d'ablation de tumeurs diverses.... 15 — 15 —
— d'extraction de séquestres........ 2 — 2 —
—   —   de balle............ 1 — 1 —
— d'autoplastie du nez............. 2 — 2 —
— d'amputation de la verge......... 1 — 1 mort.

En tout 54 malades dont 53 guérisons. Une mort à la suite d'une amputation de la verge et probablement par infection purulente, quoique nous n'ayons pas trouvé d'abcès métastatique. Nous avons eu deux érysipèles, l'un à la suite d'une ablation du sein, l'autre après celle d'un lipome, mais ils n'ont fait que retarder la guérison.

Notre collègue et ami Chédevergne, actuellement interne à la Clinique, a eu l'obligeance de nous donner les résultats obtenus durant les six premiers mois de cette année.

Pour plaies accidentelles (6 de tête, 2 articulaires).		8	cas.
—	d'amputations (2 doigts, 2 jambes).....	4	—
—	d'ablations de tumeurs du sein........	8	—
—	— de tumeurs diverses	14	—
—	de fistules à l'anus...................	3	—
—	d'extraction de séquestres...........	2	—
—	d'autoplastie des paupières et du cou.	3	—
—	d'amputation de la verge	1	—

En tout 43 plaies importantes, dont 37 guérisons rapides; 3 retardées par des érysipèles peu graves. Donc 40 guérisons; 3 morts : 1 amputé par tuberculisation pulmonaire; 1 opérée d'un cancer du sein par infection purulente. 1 autre opéré également d'un cancer du sein par pneumonie.

En résumé, sur 97 malades soignés pour des plaies plus ou moins étendues, nous avons 4 morts. Deux ne peuvent pas être rapportées à une complication de la plaie. Des deux autres, l'une est bien due à l'infection purulente, pour l'autre on peut en douter.

Comme complications non mortelles nous avons 5 érysipèles dont la marche a été bénigne.

Ces quelques chiffres ajoutés à ce que nous avons

déjà dit suffiront, j'espère, pour montrer ce qu'on peut attendre des pansements alcooliques.

Du travail qui précède, dont nous ne voulons pas dissimuler les imperfections et les lacunes, on peut cependant, à mon avis, tirer les conclusions suivantes :

1° L'ancienne chirurgie avait pour indication principale dans le traitement des plaies, de préserver de toute altération les liquides sécrétés à leurs surfaces. Ils employaient pour cela des agents conservateurs et se mettaient ainsi à l'abri d'une foule d'accidents : infection purulente, inflammation trop vive, etc.

2° L'alcool, agent essentiellement conservateur et coagulant, répond à cette indication et peut remplacer avantageusement tous les topiques anciens destinés à la remplir.

3° Appliqué sur les plaies saignantes, il arrête les hémorrhagies capillaires, favorise la réunion immédiate, modère l'inflammation, diminue la quantité de pus et favorise la formation de bourgeons charnus de bonne nature.

4° Sur les surfaces déjà en suppuration, il fait disparaître la fétidité du pus, tarit rapidement sa sécrétion, empêche les fusées purulentes, hâte les adhérences entre les bourgeons charnus.

5° Il est particulièrement utile dans les plaies

atteintes de complications immédiates (contusions étendues, fractures des os, plaies de tête, plaies empoisonnées, etc.).

6° Employé dès le début des plaies, il prévient ou il combat les complications qui viennent entraver leur marche.

TABLE DES MATIÈRES

A. PARENT, Imprimeur de la Faculté de Médecine, rue Monsieur-le-Prince, 31.

www.ingramcontent.com/pod-product-compliance
Ingram Content Group UK Ltd.
Pitfield, Milton Keynes, MK11 3LW, UK
UKHW021432090726
13657UKWH00003B/1039